MANUAL DE
TERAPIA FLORAL
de Bach e da Austrália

DR. EDUARDO LAMBERT

MANUAL DE
TERAPIA FLORAL
de Bach e da Austrália

O Repertório Básico da Terapia Floral

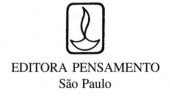

EDITORA PENSAMENTO
São Paulo

Copyright © 2002 Dr. Eduardo Lambert.

Todos os direitos reservados. Nenhuma parte deste livro pode ser reproduzida ou usada, de qualquer forma ou por qualquer meio, eletrônico ou mecânico, inclusive fotocópias, gravações ou sistema de armazenamento em banco de dados, sem permissão por escrito, exceto nos casos de trechos curtos citados em resenhas críticas ou artigos de revistas.

O primeiro número à esquerda indica a edição, ou reedição, desta obra. A primeira dezena à direita indica o ano em que esta edição, ou reedição, foi publicada.

Edição   Ano

1-2-3-4-5-6-7-8-9-10-11   03-04-05-06-07-08-09-10-11

Direitos reservados
EDITORA PENSAMENTO-CULTRIX LTDA.
Rua Dr. Mário Vicente, 368 — 04270-000 — São Paulo, SP
Fone: 272-1399 — Fax: 272-4770
E-mail: pensamento@cultrix.com.br
http://www.pensamento-cultrix.com.br

Impresso em nossas oficinas gráficas.

A
vocês,
lindas flores,
que falam a linguagem
do Amor para nossas almas,
curarem nosso corpo, mente e vida.

A
Ian e a Bach,
Admiráveis Amigos.

Sumário

Oração do Médico Homeopata 9

Prefácio 11

Introdução 13

A Filosofia Floral do Dr. Bach 17

Os Remédios Florais do Dr. Bach 21

As Histórias de Ian White 25

Os Florais e os Estados Afetivos 29

Orientações para a Prescrição 167

As Fórmulas Combinadas 171

Oração do Terapeuta 177

O Autor e suas Obras 179

Leituras Recomendadas 181

Oração do Médico Homeopata

Senhor,

Vós
Que sois o Divino Médico
E que
Com o olhar abençoáveis,
Com as palavras despertáveis
E, com o simples tocar das mãos, curáveis;

Vós,
Que, em sublime peregrinação
Da manjedoura ao calvário,
Deixastes a lição do Amor
A toda humanidade
Daquela hora, do agora
E da eternidade;

Vós,
Mestre Amigo,
Que sois
O caminho, a verdade e a vida,
Dai-nos
Uma centelha da Vossa Luz
Para exercermos
O sublime sacerdócio,
E que saibamos sempre
Sentir com a alma,
Ouvir com o coração,
Discernir com a razão,
Orientar com a intuição,
Medicar com a Natureza
E Curar com Sabedoria e Amor.

— Dr. Eduardo Lambert

Prefácio

Samuel Hahnemann, o Pai da Homeopatia, fundamentado no princípio de que "o semelhante cura o semelhante", iniciou em 1790 seus trabalhos de pesquisa, criando as bases científicas de um tratamento natural, alertando para a importância do tratamento não só da doença mas do doente e conseqüentemente da doença, uma terapia que considerava o paciente como um todo, desde os estados mentais, emocionais, intelectuais e morais, sociais até os sintomas gerais e orgânicos.

Na Idade Média, no século XVI, o médico e alquimista Paracelso tratava os desequilíbrios emocionais de seus pacientes com as gotículas de orvalho que ele, com muito esforço e trabalho, colhia das flores.

Na década de 30, entre 1930 e 1936, o médico inglês Dr. Edward Bach, com base em seus conhecimentos homeopáticos e na observação clínica, concordava com os princípios hahnemannianos de que, em geral, as doenças eram provenientes das alterações e desequilíbrios da energia vital, que se nos revelam através dos distúrbios emocionais e das somatizações. E Bach concordava ainda com os princípios da Homeopatia de que, tratando o doente, a doença será tratada, de que tratando as causas profundas, os efeitos serão tratados, de que a prescrição deve ser baseada principalmente nos sintomas mentais, de que se deve tratar o paciente em sua totalidade e de que a cura ocorre de dentro para fora.

Assim sendo, ele desenvolveu um método de cura natural, utilizando as essências das flores silvestres e produzindo os denominados Remédios Florais do Dr. Bach, cujo campo de ação é notável nos estados afetivos, mentais e emocionais, proporcionando equilíbrio e saúde psíquica e orgânica.

E, seguindo os passos do Dr. Edward Bach, e como existem inúmeros jardins de lindas e curativas flores em nosso planeta, muitas essências florais foram e vêm sendo estudadas, pesquisadas e produzidas, algumas seguindo as bases científicas elaboradas pelo Pai da Terapia Floral, e muitas outras não obedecendo esses mesmos princípios básicos.

E, entre as essências florais, que nós conhecemos e nas quais confiamos, estão as essências florais australianas e as californianas mas, em especial, as essências florais do *bush* (mato) australiano, que podem ter utilidade para médicos e psicólogos que sejam terapeutas, e para terapeutas, mas terapeutas de verdade, que tenham uma ótima formação, com orientação de bases sólidas e que apresentem comprovada experiência para, com o devido conhecimento de causa, poderem lidar com as emoções e sentimentos das pessoas e, assim, ajudar a restabelecer o estado harmônico de equilíbrio emocional e vibracional.

E assim, dada a similaridade, a completude de ação e de função terapêutica destas tão importantes flores, nós ajuntamos os jardins florais de Bach e de Ian White, ou seja, do País de Gales e da Austrália. Aliás, foi depois de conhecer Ian e constatar a sua sensibilidade científica que eu pude sentir profundamente e entender melhor a forma de trabalhar, a grandeza do trabalho e a personalidade do nosso querido Dr. Edward Bach.

Introdução

Para ajudar os iniciantes, **os florais de Bach são apresentados neste repertório em letra itálica**, e têm uma ação mais ampla, são polissintomáticos, semelhantemente aos policrestos* da homeopatia, abarcando uma enorme gama de sintomas mentais e poucos físicos e os florais do *bush* australiano que, comparativamente, são oligossintomáticos e de maior especificidade sintomática, que abrangem menor gama de sintomas mentais e muitos sintomas ou doenças orgânicas.

Existem muitas flores de Gales e da Austrália que se notabilizam pela similitude sintomática como, por exemplo, *Impatiens* e Black-eyed Susan, *Crab Apple* e Billy Goat Plum, *Rock Water* e Bauhinia, *White Chestnut* e Boronia, *Centaury* e Philotecca, *Pine* e Sturt Desert Rose que, quando dadas conjuntamente, atuam mais eficaz e rapidamente em estados afetivos como a impaciência, a auto-repugnância, a rigidez, os pensamentos repetitivos, a doação excessiva e o sentimento de culpa, respectivamente.

Os Florais da Austrália, produzidos pela sensibilidade científica e espiritual de Ian White, se notabilizam por terem uma ação muito rápida nos corpos sutis, tanto mental, emocional e

---

* Policrestos são remédios de ampla ação farmacodinâmica e prescrição freqüente.

espiritual, quanto no corpo físico. A utilização dos florais do *bush* australiano pode ser feita concomitantemente ou alternadamente, conjuntamente ou separadamente com os florais de Bach, e até com outras terapias ou naturopatias como a Homeopatia e outras terapias ou até mesmo com os tratamentos alopáticos.

E para se conseguir atuar em um ou vários sintomas mais profundos e enraizados, de difícil ação, **e obter um resultado de melhora ou de cura o mais breve possível**, é muito útil fazer uma prescrição de dupla ação, com a utilização das essências florais de Edward Bach e de Ian White, que atuarão conjuntamente com muita eficiência nos referidos sintomas.

E, conforme nossas observações, podem ser utilizadas considerando-se além da evolução das plantas, pois quanto mais se observa na experiência e na experimentação das essências, novas propriedades curativas podem ser incorporadas às características ou qualidades curativas básicas de cada flor, o que nos demonstra o amplo e verdadeiro poder curativo das flores.

Portanto, deve-se levar em consideração os estados afetivos em desequilíbrio que constituem os sintomas, as características negativas ou defeitos primários, os fatores desencadeantes e as características peculiares a cada personalidade que individualizam a prescrição a ser feita.

Este repertório é um dicionário que apresenta em ordem alfabética os sintomas, as características pessoais, as ações, as funções e situações, todas com modalidades que caracterizam a pessoa e as respectivas essências florais de Bach e de Ian White. Para facilitar, os sintomas são descritos, não na linguagem terapêutica, mas na linguagem e nas atitudes do paciente, o que facilita o manuseio deste dicionário na busca desses estados e condições, que visam a cura do ser humano como um todo.

Depois, apresentamos algumas regras básicas que ajudam na tomada do caso e auxiliam a selecionar uma composição apropriada a cada totalidade sintomática que corresponde à prescrição individualizada a cada personalidade.

A seguir, apresentamos as Essências Combinadas ou Fórmulas que foram elaboradas por Edward Bach e Ian White, fórmulas que são extremamente úteis em muitos momentos, fases ou situações de nossa vida.

Apresentamos também um capítulo sobre tudo o que uma pessoa deve fazer para se tornar ética, honrada, moral e profissionalmente, um terapeuta de verdade. E, já que abrimos este trabalho com chave de ouro com a Oração do Médico Homeopata, para fechar apresento-lhes a minha Oração do Terapeuta, ambas nascidas de inspiração profunda e sincera de minha alma.

E, desde já, bons e muitos estudos, pois o saber é para todos, o estudo é a luz da vida e a arte de curar é o mais elevado ato de Amor ao próximo.

A Filosofia Floral do Dr. Bach

Toda obra tem um autor, existe um Criador, as criaturas, a criação e todas as coisas que constituem o universo, o Todo Universal. Todas as coisas estão mergulhadas na Unidade que é o Amor, e tudo foi feito com Amor. E tudo é a manifestação do Amor e o Amor está em todas as coisas que, por Ele, estão interligadas na dança cósmica e na música universal.

O ser humano é um todo constituído de corpo, mente e alma. A saúde ou a doença são pólos opostos decorrentes da harmonia ou da desarmonia da pessoa com ela mesma, com as leis e princípios naturais, planetários e universais. Quando a pessoa é afastada, se afasta ou se deixa afastar da sintonia de integração consigo mesma, ou seja, com o seu Eu Interior, ela entra em desarmonia mental e orgânica, podendo adoecer.

O Eu Interior ou Superior do ser humano é a sua Alma, centelha ou fagulha divina do Criador que pulsa no íntimo de todos os seres. A Alma é o centro diretor da personalidade e se manifesta através do corpo psicológico. Quando a personalidade não obedece aos ditames da Alma e se desvia dos caminhos estabelecidos por ela, surge uma disritmia entre esse eu verdadeiro e a mente que, causando o desequilíbrio da energia vital, se somatizará nas enfermidades do corpo psicológico e do corpo físico.

O corpo é o veículo da mente e esta é o templo da Alma. A Alma age no corpo físico através do corpo psicológico. Se a personalidade está sem conflitos, ela fica imune às doenças porque ela se encontra em estado de paz interior. Mas quando existe conflito entre a alma e a personalidade, quando a pessoa entra em desarmonia com ela mesma, em desacordo com os desígnios da Alma, em disritmia com a natureza, com os princípios naturais, com as leis planetárias e universais, surgirá a doença como um benéfico corretivo que levará ao sofrimento que nos ajudará a trilhar o caminho da cura.

A doença é discórdia, quando uma parte não está vibrando em uníssono com a outra, sendo o resultado de forças que, há tempos, vêm agindo no ser por erros básicos ou suscetibilidade de sua constituição, afetando a sua unidade. Os sintomas são sinais de alerta, avisos de que a pessoa está enferma. A presença de sintomas físicos denota o desequilíbrio na energia vital que, absorvido, passou para o corpo físico. A ausência de sintomas físicos ou orgânicos significa neutralidade, e a enfermidade pode assim ser tratada antes que se somatize ou se materialize no mata-borrão que é o corpo humano.

Em sua origem as causas das doenças são imateriais e invisíveis. Para o Dr. Edward Bach, as causas básicas das doenças, senão as verdadeiras doenças, são, entre outras: a ambição, a avareza, a calúnia, a crueldade, o egoísmo, a hipocrisia, a inveja, o ódio, o orgulho, a possessividade, a vingança, a dominação e outros, que são sentimentos adversos à Unidade.

A doença e o sofrimento decorrente da mesma são benéficos corretivos cujos sintomas poderão nos orientar em direção aos nossos conflitos e aos nossos defeitos para que atinjamos o caminho do encontro com o nosso Eu Interior e, conseqüentemente, a melhoria e a cura.

Um honesto exame de consciência poderá revelar nossos erros e defeitos a serem corrigidos. Como sugere o Dr. Bach, "se nos recolhêssemos todos os dias, num lugar o mais tranqüilo possível, a sós, sem pensar em nada ou pensando na nossa missão nesta vida, aprenderíamos muito com o nosso Eu Interior".

Para Edward Bach, a pior ambição do ser humano é querer dominar, anular ou despersonalizar a outra pessoa, enquanto a maior lição a ser aprendida é a liberdade. Devemos pois desenvolver a nossa individualidade, obedecendo às aspirações íntimas de nossa Alma, convertendo-nos nos donos da nossa vontade. Assim, nós vamos atingir a liberdade de ser, de sentir, de pensar, de estar, de querer, de agir, de ser nós mesmos e de realizar todos os nossos ideais, todas as nossas metas, objetivos, vontades, desejos e sonhos.

Somente nos amando poderemos ter, dar e receber amor. Portanto, o amor a si mesmo é primordial às realizações, à felicidade, ao prazer e à cura. A própria arte de curar é um eterno e sublime ato de amar a si mesmo e a outrem. Devemos pois curar nossas deficiências, inundando nossa natureza com as virtudes e qualidades que lhes são opostas, e isso podemos conseguir ajudados pela Luz do Alto, que é a nossa Luz Interior, a Divina Luz do Amor.

E, assim, acreditando que a Divina Providência premiou os seres humanos, semeando na natureza todos os recursos capazes de prevenir e curar as doenças, aí estão as Essências Florais de Bach e de Ian White, que muito podem ajudar a prevenir, a melhorar e até a curar os males de nosso corpo, da nossa mente e da nossa alma.

Os Remédios Florais do Dr. Bach

Na década de 30, mais precisamente entre os anos de 1930 e 1936, o Dr. Edward Bach, fundamentado na premissa de que as doenças são causadas pelos desequilíbrios emocionais, desenvolveu um método de cura natural utilizando essências de flores silvestres e produzindo os chamados remédios Florais do Dr. Bach, os quais agem nos estados afetivos, emocionais ou mentais, visando promover a saúde psíquica e orgânica. Assim, os remédios florais do Dr. Bach são preparados com técnica original, especial, natural e simples.

Na preparação das essências, deve-se considerar que, por terem a água e as flores recebido os raios solares de várias freqüências, o floral também é incrementado pela energia curativa das cores, o que confere à terapia floral uma conotação de cromoterapia ou de terapia hidrocromática. E por serem essências naturais, não causam efeitos colaterais ou reações nocivas que sejam prejudiciais, não criam dependência psicológica ou orgânica, sendo inclusive reconhecidos pela Organização Mundial da Saúde.

Devido à sua natureza energética e vibratória, quando bem selecionados, os florais proporcionam um impulso energético e vibratório que visam levar a pessoa a meditar e a refletir, funcionando como catalisadores que ajudam na recuperação do equilíbrio dos estados afetivos e emocionais e também, conseqüentemente, na transmutação de características inferiores em qualidades e virtudes, permitindo que a pessoa se ame, se estime, se conheça, se valorize, cresça, seja ela mesma e evolua com uma individualidade plena de independência e de liberdade para realizar seus verdadeiros ideais, sonhos; enfim, cumprir sua verdadeira missão na vida. Visa, portanto a terapia floral, a harmonia da energia vital, o fortalecimento do ego e da mente, a melhora das defesas orgânicas e o equilíbrio entre a mente e o corpo, permitindo uma vida melhor e mais feliz.

Assim, no seu sistema terapêutico, o Dr. Edward Bach dividiu os 38 remédios em sete grupos de núcleos afetivos, a saber:

1º) Para a solidão: *Heather, Impatiens, Water Violet;*

2º) Para a sensibilidade excessiva a influências e opiniões: *Agrimony, Centaury, Holly, Walnut;*

3º) Para a preocupação excessiva com o bem-estar dos outros: *Beech, Chicory, Rock Water, Vervain, Vine;*

4º) Para o medo: *Aspen, Cherry Plum, Mimulus, Red Chestnut, Rock Rose;*

5º) Para a indecisão: *Cerato, Gentian, Gorse, Hornbeam, Scleranthus, Wild Oat;*

6º) Para a falta de interesse pelas circunstâncias atuais: *Chestnut Bud, Clematis, Honeysuckle, Mustard, Olive, White Chestnut, Wild Rose;*

7º) Para desânimo ou desespero:
Crab Apple, Elm, Larch, Oak, Pine, Star of Bethlehem, Sweet Chestnut, Willow.

E, assim, o nosso querido Dr. Edward Bach pesquisou e criou o seu sistema terapêutico fundamentado nas propriedades curativas da água, da luz solar e das flores, as quais abarcam bem mais que 38 tipos de personalidades, aliás inúmeras tipologias, dada a grande combinação ou composição de sintomas que se pode cobrir com essas maravilhosas essências florais, que estão de acordo com o princípio geral da Medicina: *Primum non nocere.*

As *Histórias de Ian White*

Foi conversando e convivendo um pouco com Ian White que vim a entender e compreender mais profundamente o árduo trabalho de Ian e do nosso querido Dr. Edward Bach. Cada flor tem a sua história, com peculiaridades interessantes relacionadas com suas propriedades curativas. Segundo Ian White, sempre existe "a inegável presença e orientação divina durante a preparação de todos os remédios".

Para Ian, as propriedades curativas das flores sempre lhe foram reveladas quando ele estava meditando ou num momento de reflexão. Por exemplo, com relação à essência floral australiana Sturt Desert Rose, que ele encontrou após 36 horas de longa procura nos Olgas, em Northern Territory, a terra de propriedade dos aborígines Anangu, ele conta e nós resumimos:

"Senti imensa satisfação e também fiquei extasiado ao me deparar com a Sturt Desert Rose, vendo aquela flor cor-de-rosa ondulando graciosamente ao sopro da brisa. Finalmente, lá estava ela depois de tanta procura...

"Enquanto meditava sobre a flor, senti que não poderia continuar o processo a menos que tivesse a permissão dos Anangu... Como resultado, tive que rodar 80 quilômetros numa estrada de pó vermelho para chegar à Sede dos Guardas Florestais em

Ayers Rock e voltar de novo até o local onde eu estava. Não havia a menor dúvida de que tínhamos que ir até lá, senão a energia da essência teria ficado incompleta, ela não teria dado certo... Isso significava andar a 110 quilômetros por hora por uma estrada de terra... — Vamos conseguir! — gritou Kristin, enquanto saltávamos no Jeep e saíamos em disparada... O guarda florestal tinha dito SIM!!! A Sturt Desert Rose é indicada para sentimento de culpa. Naquela tarde, o pôr-do-sol, que pareceu durar horas, brilhou por todo o céu banhando as nuvens e os Olgas com uma extasiante profusão de cores e formas. Era uma noite após a Lua cheia, e a imensa bola cor laranja do Sol também apareceu no horizonte. Nessa noite e na noite de Lua cheia ficamos sentados lá fora em profundo silêncio e meditação. Nessas duas noites perdemos a noção do tempo. Decidimos comemorar a preparação da Sturt Desert Rose e fomos até o Yulara Sheraton Hotel para jantar. Assim que descemos do Jeep, com a roupa e o corpo cobertos de poeira em lugar tão elegante, notamos o nome do restaurante: The Desert Rose!"...

A respeito do Waratah, conta-nos Ian uma história envolta em magia:

"No entanto, durante o primeiro ano em que preparamos as essências, a época de florescência dos Waratahs estava terminando e nós ainda não havíamos feito a essência dessa planta... Eles concordaram em ensinar-me o local por ter sido indicado por John Dixon e, mesmo assim, somente depois de fazerem uma reunião para discutir se deveriam ou não divulgar esse local legendário para mim. Eles estavam preocupados porque seu meio de vida estaria ameaçado se outros viessem a saber desse local. Permitiram que eu entrasse mas duvidaram que eu encontrasse um Waratah em flor. Eles haviam estado no local uma semana antes e haviam colhido todas as flores que restavam.

"O dia seguinte seria a única oportunidade que eu teria para fazer a viagem de quatro horas e, naquela noite, enquanto meditava, pedi que me orientassem e dirigissem a minha busca pelos Waratahs em flor. O que se seguiu encheu-me de esperanças para a viagem, pois visualizei, em estado de meditação, uma fenda íngreme que dava num leito de riacho onde havia um Waratah em flor.

"No dia seguinte, quando cheguei ao local, verifiquei que a cena era exatamente a mesma que eu tinha visto na noite anterior. A própria fenda estava cheia de Waratahs, mais de trezentos. De longe, eles pareciam estar todos floridos; porém, examinando mais de perto, verifiquei que as flores já haviam começado a murchar e a cair, estando meio queimadas pelo sol.

"Uma aura de majestade e poder pairava sobre toda aquela paisagem, e eu fiquei passeando no meio dos Waratahs, absorvendo a magia daquele lugar tão incrível, até que, de repente, cheguei ao ponto exato que eu havia visualizado na noite anterior durante a meditação. Lá estava o meu Waratah em plena e gloriosa florescência!

"Depois de deixar escapar algumas exclamações de prazer e de agradecer a todos os meus guias espirituais, preparei a essência. O tempo não estava ideal para a preparação da essência; havia nuvens no céu e, provavelmente, logo choveria. No entanto, uma área de três metros em volta da vasilha na qual estavam os Waratahs, ficou banhada em sol durante todo o tempo necessário para a preparação da essência. No momento exato em que retirei os Waratahs e decantei a essência, a chuva caiu. Ela esperou o tempo exato para que eu completasse a minha tarefa.

"Procurei abrigo esperando por algumas horas até que a chuva passasse, e mais tarde, assim que a luz do dia se esvaía, senti vontade de andar por entre aquelas plantas soberbas. Vi também outro Waratah em flor, do qual fiz a essência. Mais tarde, nessa noite, ao celebrar os acontecimentos maravilhosos do dia, descobri que havia colhido os Waratahs no momento exato da Lua cheia e que a essência do segundo Waratah havia sido feita à luz da Lua..."

Os Florais e os Sintomas

As Flores e os Estados Afetivos Emocionais, Espirituais e Orgânicos

ESTADOS AFETIVOS	*ESSÊNCIAS FLORAIS*
ABANDONO, desamparo	
após nascimento; no útero	Tall Yellow Top
na infância	*Cerato, Chicory, Heather*
sentimento de	*Chicory, Rock Rose, Sweet Chestnut, Willow,* Ilawarra Flame Tree, Tall Yellow Top
ABATIMENTO	
de causa conhecida	*Gentian,* Banksia Robur
na convalescença	*Gentian*
por culpa	*Pine,* Sturt Desert Rose
por dificuldade	*Gorse*
por doença	*Crab Apple, Oak*
por má notícia	*Star of Bethlehem*
por revés	*Gentian*
total	*Sweet Chestnut*
ABERTURA	
a mudanças	*Walnut,* Bottlebrush

ESTADOS AFETIVOS	ESSÊNCIAS FLORAIS

a novas idéias — *Rock Water,* Bauhinia
a novos paradigmas — Freshwater Mangrove
da mente subconsciente — Isopogon
para o otimismo — *White Chestnut,* Sunshine Wattle

ABORRECIMENTO

com outrem — Dagger Hakea
consigo mesmo — *Willow*
por brigas, discussões — *Agrimony*
por desatenção — *Chicory*
por doença — *Oak*
profissional — *Wild Oat*

ABSORTO

com alienação — Tall Yellow Top
com detalhes — *Crab Apple*
com pesar — Sturt Desert Pea
em si mesmo — *Heather*
por entusiasmo — *Vervain*
por falta de observação — *Chestnut Bud, Clematis*
por lembranças — *Honeysuckle*
por pensamentos — *Clematis*
persistentes — *White Chestnut,* Boronia
propenso a acidentes — *Clematis*

ABUNDÂNCIA

ajuda a abrir para a — Sunshine Wattle
falta de — Bauhinia
por crenças limitantes — *Walnut,* Boab

ESTADOS AFETIVOS

ABUSO
na alimentação

ACANHAMENTO
envergonha-se
por apreensão ou medo
por falta de autoconfiança
por medo
  de contato social
  de errar
social

AÇÃO
acelera o envelhecimento
antifebril
antiinfecciosa

anti-rejeição de órgãos
drenadora esplênica, renal
drenadora hepática
drenadora de metais pesados
hidratante
na paratireóide
na pituitária
no controle da glicemia
no equilíbrio orgânico
óssea
rápida
regula ácido clorídrico
regula relógio biológico

ESSÊNCIAS FLORAIS

Agrimony, Cherry Plum,
Boronia, Five Corners

Centaury, Larch, Mimulus
Mimulus, Dog Rose
Larch, Five Corners

Mimulus
Larch
Mimulus, Tall Mulla Mulla

Willow, Southern Cross
Mulla Mulla
Clematis, Crab Apple,
Spinifex
Waratah
Dog Rose
Dagger Hakea
Wild Potato Bush
Rock Water, She Oak
Hibbertia
Yellow Cowslip Orchid
Peach-flowered Tea-tree
Crowea
Hibbertia
Impatiens
Crowea
Bush Iris

ESTADOS AFETIVOS	ESSÊNCIAS FLORAIS
retarda envelhecimento	*Honeysuckle,* Little Flannel Flower, She Oak

ACEITAÇÃO

com críticas	*Beech*
com hostilidade	*Holly*
da vida como é	*Wild Rose*
de culpa	*Pine,* Sturt Desert Rose
de elogio	Philotecca
de experiências na vida	*Chestnut Bud,* Southern Cross
de imposição, ordens	*Centaury*
de mudança	*Walnut,* Bottlebrush
de si mesmo	*Agrimony,* Dog Rose
do passado	*Honeysuckle,* Sturt Desert Rose
dos propósitos da vida	Wedding Bush
falta de	Slender Rice Flower
falta de auto-aceitação	*Agrimony,* Dog Rose
necessidade de	*Centaury*

ADAPTAÇÃO

a mudanças	*Walnut,* Bottlebrush
a novas idéias	*Rock Water,* Bauhinia
na cooperação grupal	Slender Rice Flower

ADOLESCÊNCIA

acne, espinhas	*Crab Apple*, Five Corners, Billy Goat Plum, Spinifex
alienação, desligamento	*Clematis*
autodescontentamento	*Crab Apple*
autoritarismo, agressividade	*Vine*

ESTADOS AFETIVOS	ESSÊNCIAS FLORAIS
castração, repressão na	*Star of Bethlehem, Vine*
ciúmes, rivalidades	*Holly, Willow,* Mountain Devil
competitividade	*Impatiens, Holly, Vine*
complexo de "feiúra"	*Crab Apple,* Billy Goat Plum
comportamento infantil na	*Chicory, Heather*
culpa é dos outros	*Willow,* Southern Cross
culpa por se masturbar	*Pine,* Sturt Desert Rose
decepção amorosa na	*Honeysuckle, Star of Bethlehem,* Red Suva Frangipani
erros repetidos na	*Chestnut Bud*
escapismo, fuga	*Clematis,* Wedding Bush
fanatismo	*Vervain*
impaciência, irritabilidade	*Impatiens,* Black-eyed Susan
indecisão	
na carreira	*Wild Oat*
sexual	*Scleranthus*
masturbação excessiva na	*Heather, Water Violet*
mudança de voz	*Larch, Walnut,* Bottlebrush
mudanças da	*Walnut,* Bottlebrush
muito sérios na	Little Flannel Flower
preguiça	*Chestnut Bud, Clematis, Gentian, Hornbeam*
puberdade	*Walnut,* Bottlebrush
rebelde	Red Helmet Orchid
rejeição na	Ilawarra Flame Tree
"sexo é pecado, é sujo"	*Crab Apple,* Billy Goat Plum

ESTADOS AFETIVOS	ESSÊNCIAS FLORAIS
uso de drogas, tóxicos na	*Agrimony, Star of Bethlehem,* Wedding Bush

AGITAÇÃO
ansioso por	*Heather*
extrema	*Vervain*
da mente	*White Chestnut*
e dispersividade	Jacaranda
física, postural	*Impatiens, Scleranthus, Vervain*
física e mental	*Agrimony, Impatiens, Vervain*
mental	*Agrimony, White Chestnut, Scleranthus*
noturna	*Agrimony, Vervain*
pressa para tudo	*Impatiens,* Black-eyed Susan

AGONIA
	Walnut, Bottlebrush
com abandono	*Sweet Chestnut*
com amargura	*Willow,* Southern Cross
com desamor	*Holly,* Mountain Devil
com medo da morte	*Rock Rose,* Grey Spider Flower
como transição	*Walnut,* Bottlebrush
promove passagem suave e pacífica	*Walnut,* Bush Iris
traumática	*Star of Bethlehem*

AGRAVAÇÃO, piora
estando só	*Chicory, Heather*

ESTADOS AFETIVOS	ESSÊNCIAS FLORAIS
devido à rotina	*Hornbeam*
por esforços excessivos	*Vervain*
por lentidão de outrem	*Impatiens,* Black-eyed Susan
por pensamentos persistentes	*White Chestnut*
AGRESSIVIDADE	*Cherry Plum, Vine,* Mountain Devil
agride-se	*Cherry Plum*
em seus métodos	*Vine*
para expor	*Vervain*
por impaciência	*Impatiens*
por ressentimento	*Willow*
provoca a dor	Rough Bluebell
violenta	*Cherry Plum, Holly, Vine*
torturador	*Vine*
AJUDA	
a adquirir humildade	*Vine*
a apreciar intimidade, sexo	Flannel Flower, Wisteria
a aprender	*Chestnut Bud,* Bush Fuchsia
a ouvir	*Heather*
com experiências passadas	*Chestnut Bud,* Isopogon
a captar energias cósmicas	*Wild Rose*
a conservar relacionamento	Bluebell, Flannel Flower
a crer na espiritualidade	Bush Iris
a criança a andar	Wild Potato Bush
a criança no útero	Wild Potato Bush
a despertar alegria e otimismo	Sunshine Wattle
a despertar a humildade	*Water Violet*

ESTADOS AFETIVOS	ESSÊNCIAS FLORAIS
a esquecer o passado	*Honeysuckle,* Bottlebrush, Boronia
a estabelecer compromisso	*Wild Oat,* Wedding Bush
a estabelecer vínculos	Wedding Bush
a expressar sentimentos	Flannel Flower
a finalizar relação destrutiva	*Sweet Chestnut*
a manter compromisso	*Wild Oat,* Wedding Bush
a pessoa a ser ela mesma e realizar	Gymea Lily
a relaxar	*Impatiens, Vervain,* Black-eyed Susan
a romper com velhas tradições	*Walnut,* Boab
a seguir o Eu Superior	*Agrimony, Wild Oat*
a ser flexível	*Vine, Rock Water,* Hibbertia, Little Flannel Flower
a se valorizar	*Larch,* Five Corners
a terminar o projeto	Peach-flowered Tea-tree
a transcender níveis de conscientização	Bush Iris
a vitalizar elos energéticos	*Star of Bethlehem*
a viver o momento	*Clematis,* Red Lily
a voltar à realidade	Sundew
contra o exagero	Crowea
em casos de bloqueios traumáticos	*Star of Bethlehem*
em casos de pessoas ativas, dinâmicas	*Holly*
em casos de pessoas passivas, reprimidas	*Wild Oat*

ESTADOS AFETIVOS	ESSÊNCIAS FLORAIS
em casos de pessoas resistentes	*Rock Water*
na elevação da consciência espiritual	Red Lily
na fase terminal da vida	*Walnut,* Bottlebrush
na função terapêutica	*Water Violet,* Alpine Mint Bush
na prática espiritual, religiosa	Bush Iris
na psicoterapia	*Wild Rose*
na reabilitação de viciados em drogas	*Hornbeam*
na recuperação de doença prolongada	*Oak*
na telepatia	Green Spider Orchid
nas primeiras meditações	*Heather*
no desbloqueio para tratamento	*Star of Bethlehem*
no desmame	*Red Chestnut*
no jejum	*Crab Apple*
no relógio biológico	Bush Iris
no tratamento de insolação	*Rock Rose,* Mulla Mulla

ALCOOLISMO

ajuda no combate ao	*Olive*
com idéias obsessivas	*Aspen,* Boronia
crise de abstinência	Mint Bush, Dog Rose of the Wild Forces
para compromisso com tratamento	Wedding Bush
para quebrar o vício	*White Chestnut,* Bottlebrush, Boronia
por auto-sabotagem	Five Corners

ESTADOS AFETIVOS	ESSÊNCIAS FLORAIS
por descontrole	*Cherry Plum*
por culpa	*Pine,* Sturt Desert Rose
por erros na vida	*Chestnut Bud*
por incapacidade	*Larch*
por padrão familiar	*Walnut,* Boab
por se considerar vítima	*Willow,* Southern Cross
por traumas	*Star of Bethlehem*
refugia-se no	*Agrimony*

ALEGRIA

alterna com tristeza	*Mustard, Scleranthus*
aparente	*Agrimony*
desperta a	Five Corners
de viver não tem	*Mustard*
falta de	*Clematis,* Alpine Mint Bush
no trabalho	*Hornbeam*

ALTERNÂNCIA

de sintomas opostos	*Scleranthus*

ALTRUÍSMO

apto a servir	*Oak*
nos cuidados com os outros	*Red Chestnut*
por carência afetiva	*Chicory*
por não saber dizer "não"	*Centaury,* Philotecca
sem ostentação	*Red Chestnut, Water Violet*
sobrecarrega-se por	*Elm*

AMARGURA

	Holly, Willow, Southern Cross
após revés	*Gentian, Willow*

ESTADOS AFETIVOS	ESSÊNCIAS FLORAIS
pelas pessoas próximas	Dagger Hakea
por se sentir injustiçada	*Willow*, Southern Cross
AMBIÇÃO	
com ganância	*Chicory, Vine*
definida	*Vine, Walnut*
de realizar algo especial	*Wild Oat*
elevada	*Oak, Vervain, Water Violet*
excessiva	*Chicory*, Bluebell
falta de	*Clematis, Gorse, Wild Rose*
indefinida	*Scleranthus, Wild Oat*
por perfeição	*Rock Water, Vervain*
por poder	*Chicory, Vervain, Vine*
por posses de outrem	*Chicory, Vine*
por *status*	*Vine*, Gymea Lily
variada	*Vervain, Vine, Wild Oat*
AMBIENTE	
passível de histeria coletiva	Dog Rose of the Wild Forces
AMOR	
altruísta	*Pine*
condicional	*Chicory*
desentendimento	*Holly*
egoísta, possessivo	*Chicory*
incondicional desperta	Mountain Devil
incondicional difícil	*Chicory*, Rough Bluebell, Slender Rice Flower
nega a outrem	Bluebell
preocupação	*Pine, Red Chestnut*

ESTADOS AFETIVOS	ESSÊNCIAS FLORAIS
AMOR-PRÓPRIO, auto-amor	
aumenta o; falta de	*Centaury,* Five Corners
ANCORAMENTO	
após choque, trauma	*Star of Bethlehem,* Fringed Violet, Red Lily, Sundew
da alma no corpo	*Clematis,* Red Lily, Sundew
do entusiasmo	*Vervain*
traz à realidade	Red Lily
ANDROPAUSA	*Impatiens, Walnut, Wild Oat,* Bottlebrush
ANGÚSTIA	
com opressão, sufoco	*Agrimony, Rock Rose*
desesperadora, insuportável	*Cherry Plum, Sweet Chestnut*
profunda, extrema	*Star of Bethlehem, Sweet Chestnut*
ANSIEDADE	*Agrimony,* Dog Rose of the Wild Forces
antes de exames	*Clematis, Gentian, Larch, Rock Rose*
com apreensão	*Aspen*
com suores nas mãos	*Mimulus*
de causa desconhecida	*Aspen*
e agitação	*Impatiens,* Black-eyed Susan
em aprender	*Cerato,* Hibbertia
em convencer a outrem	*Vervain*

ESTADOS AFETIVOS	ESSÊNCIAS FLORAIS
em servir, ajudar	*Centaury, Oak, Red Chestnut,* Philotecca
excessiva	*Vervain, White Chestnut*
hipocondríaca	*Chicory, Clematis, Heather, Mimulus,* Peach-flowered Tea-tree
intensa	*Sweet Chestnut*
movimento melhora	*Agrimony, Vervain*
não se relaxa	*Impatiens, Vervain,* Black-eyed Susan
no estômago	*Aspen, Mimulus*
oculta	*Agrimony*
para agradar, servir	*Centaury*
pela saúde	*Pine*
pelo bem de outrem	*Chicory, Vervain, Red Chestnut*
pelo fascínio	Gymea Lily
por antecipação	*Aspen, Larch, Mimulus, Pine, Red Chestnut,* Paw Paw
por apreensão	*Aspen, Mimulus, Red Chestnut, Rock Rose,* Dog Rose, Southern Cross
por indecisão	*Scleranthus*
por medos conhecidos	*Mimulus,* Dog Rose
por medos inconscientes	*Aspen*
por recomeçar	*Honeysuckle*
pré-compromissos	*Mimulus,* Paw Paw
quando as coisas não dão certo	*Mimulus*
sobre a sexualidade	Wisteria

ESTADOS AFETIVOS	ESSÊNCIAS FLORAIS

ANTECIPAÇÃO
do fracasso — *Larch*
imagina o pior — *Red Chestnut*
pré-exame — *Clematis, Gentian, Larch, Rock Rose*, Paw Paw

APARÊNCIA
de superioridade — *Water Violet*
de tudo bem — *Agrimony, Red Chestnut*
de "vítima" — *Willow*, Southern Cross

APATIA — *Clematis, Gorse, Wild Rose*
com lentidão — *Chestnut Bud, Mustard*
contagiante — *Wild Rose*
e desgaste físico — Old Man Banksia
nem tenta reagir — Kapok Bush
por desesperança — *Gorse*

APEGO
ao negativismo — *White Chestnut*
emocional ao passado — *Honeysuckle*
excessivo às pessoas — *Red Chestnut*

APREENSÃO
com outras pessoas — *Red Chestnut*, Dog Rose
esperam o pior — *Red Chestnut*, Southern Cross

pelo medo — *Aspen, Mimulus, Rock Rose*

APRENDIZAGEM
melhora
com erros passados — *Chestnut Bud*

ESTADOS AFETIVOS	ESSÊNCIAS FLORAIS
com experiências passadas	Isopogon
com o passado	*Honeysuckle*
de idiomas	Isopogon
APRESSADO	*Impatiens, Vervain, Jacaranda*
ARROGÂNCIA, orgulho	*Beech, Vine,* Gymea Lily
acha-se o "sabe-tudo"	*Chicory, Vervain, Vine,* Isopogon
considera-se o melhor	*Beech, Vine,* Hibbertia
e dominação	*Vine*
e intolerância	*Beech*
pode vir a ter	*Water Violet*
por medo se faz de superior	Ilawarra Flame Tree
ATEÍSMO	*Vine,* Bush Iris
ATENÇÃO	
a detalhes melhora	Sundew
difícil	*Chestnut Bud, Clematis,* Boronia
dispersiva	*Clematis,* Jacaranda
escassa ao aqui-agora	*Clematis*
falta de foco na	Red Lily, Sundew
focalização da	Sundew
ATITUDE	
acusatória	*Beech*
alheia imita	*Cerato*
amargurada	*Willow*
arriscada	Kangaroo Paw

ESTADOS AFETIVOS	ESSÊNCIAS FLORAIS
autodestrutiva	*Centaury, Sweet Chestnut*
crítica e julgadora	*Beech*
de culpa	*Pine*, Sturt Desert Rose
de descrença	*Gorse*
de distanciamento	*Water Violet*
de vítima do destino	*Willow*, Southern Cross
desesperadora	*Cherry Plum*
excessivamente adulta em crianças	Little Flannel Flower
falante	*Heather*
fanática	*Vervain*
impaciente	*Beech, Impatiens, Vervain*, Black-eyed Susan
inflexível	*Vine, Rock Water*
negativa	*Gorse, White Chestnut*
possessiva e manipuladora	*Chicory*
rebelde	Red Helmet Orchid
ATORMENTADO	
por angústia oculta	*Agrimony, Sweet Chestnut*
por ciúmes	*Holly, Willow*, Mountain Devil
por medo	*Aspen, Rock Rose*, Dog Rose
de descontrole	*Cherry Plum*
por pena silenciosa	*Agrimony, Mustard, Water Violet*
por pensamentos persistentes	*White Chestnut*
por responsabilidades	*Elm*

ESTADOS AFETIVOS	ESSÊNCIAS FLORAIS
AUDÁCIA	
desperta a	*Agrimony, Clematis*, Red Grevillea
e arrojo	*Impatiens, Vervain*, Gymea Lily
AURA	
ajuda a restaurar danos à	*Star of Bethlehem*, Fringed Violet
desalinhada	Crowea
remove energias invasoras da	Angelsword
AUTO-ACEITAÇÃO	
ajuda na	Five Corners
falta de	*Agrimony*
AUTO-ACUSAÇÃO	*Crab Apple, Pine, Rock Water,* Five Corners
AUTO-ANULAÇÃO	*Centaury, Mimulus, Pine*
AUTO-APRIMORAMENTO	
fanático por	*Water Violet*, Hibbertia
AUTO-AVERSÃO	*Crab Apple*, Billy Goat Plum
AUTOCENSURA	*Larch, Pine*
AUTOCONDENAÇÃO	*Crab Apple, Pine*
aumenta a	*Mimulus, Water Violet,* Bush Iris
AUTOCONFIANÇA	
falta de	*Larch*

ESTADOS AFETIVOS	ESSÊNCIAS FLORAIS
por medo	*Mimulus,* Dog Rose
insuficiente	*Cerato, Elm, Gentian, Gorse, Larch*
proporciona	*Mimulus,* Dog Rose
AUTOCONTROLE	*Rock Water, Vervain,* Hibbertia
perda do	*Cherry Plum,* Dog Rose of the Wild Forces
AUTOCRÍTICA	*Crab Apple, Pine, Rock Water*
AUTODESCONFIANÇA	
na sabedoria interior	*Cerato,* Hibbertia
nas habilidades artísticas	Five Corners
AUTODESTRUIÇÃO	*Centaury, Pine, Sweet Chestnut,* Isopogon, Rough Bluebell, Waratah
AUTODESVALORIZAÇÃO	*Pine*
AUTODISCIPLINA	
excessiva	*Rock Water, Vervain,* Hibbertia
AUTO-ENGRANDECIMENTO	*Vine*
AUTO-ESTIMA	
baixa; desperta a	*Centaury, Cerato, Larch, Pine,* Five Corners, Sturt Desert Rose, Tall Yellow Top

ESTADOS AFETIVOS	ESSÊNCIAS FLORAIS
AUTO-EXIGÊNCIA	*Impatiens, Rock Water, Vervain,* Hibbertia, Bauhinia
mais de si que de outrem	*Pine*
AUTOLIMITAÇÃO	*Larch*
AUTOMARTÍRIO	
por fanatismo	*Centaury, Vervain, Red Chestnut, Rock Water*
AUTONEGAÇÃO	*Agrimony, Centaury, Pine, Rock Water,* Hibbertia, Yellow Cowslip Orchid
dos prazeres da vida	*Rock Water*
AUTOPIEDADE	*Chicory, Heather, Willow*
AUTOPUNIÇÃO	
não merece o que quer	*Crab Apple, Pine, Rock Water,* Five Corners
AUTO-REJEIÇÃO	Ilawarra Flame Tree
ao corpo físico	*Crab Apple,* Billy Goat Plum
AUTO-REPRESSÃO	*Agrimony, Pine, Rock Water*
de problemas	*Agrimony*
AUTO-RIGIDEZ	*Rock Water,* Bauhinia, Hibbertia
rigoroso consigo mesmo	*Rock Water*

ESTADOS AFETIVOS	ESSÊNCIAS FLORAIS
AUTORITARISMO	
controlador e manipulador	*Chicory, Vervain, Vine,* Isopogon
ditatorial, domina e fere	*Beech, Vine,* Rough Bluebell
excesso de poder	*Vine,* Gymea Lily
exige obediência e disciplina	*Beech, Chicory, Vine*
parece ser	*Heather, Water Violet*
rebeldia contra autoridade	Red Helmet Orchid
AUTO-SABOTAGEM	*Centaury, Larch, Pine,* Five Corners
AUTO-SACRIFÍCIO	*Vervain, Red Chestnut*
AUTO-SUBESTIMAÇÃO	*Pine*
AUTOVALORIZAÇÃO	
falta de	Five Corners
promove a	*Larch,* Five Corners, Dog Rose
AUTOVIOLÊNCIA	*Cherry Plum,* Mountain Devil
AVAREZA	*Chicory,* Bush Iris
AVERSÃO, repugnância	
a alimentos sem experimentar	Freshwater Mangrove
à amamentação	*Crab Apple*
a brigas, discussões	*Agrimony,* Tall Mulla Mulla
a companhia	*Clematis, Impatiens, Water Violet*
a comprometer-se	*Wild Oat*

ESTADOS AFETIVOS	ESSÊNCIAS FLORAIS
a conflitos, confusão	*Agrimony,* Tall Mulla Mulla
à crítica	Black-eyed Susan
à desordem	*Crab Apple*
a esperar	*Impatiens*, Black-eyed Susan
a estar só	*Agrimony, Chicory, Heather, Mimulus*
à falsidade	*Rock Rose*
à genitália	Billy Goat Plum
à proximidade física	*Crab Apple,* Flannel Flower
a ruídos	*Agrimony, Beech*
à si mesma	*Crab Apple*
à solidão	*Chicory, Heather, Mimulus*
à sujeira	*Crab Apple*
ao abraço	Flannel Flower
ao ato sexual	*Crab Apple,* Billy Goat Plum
ao consolo	*Star of Bethlehem*
ao contato físico	*Crab Apple,* Billy Goat Plum
ao contato social	*Water Violet*
ao estudo	*Chestnut Bud*
ao próprio corpo	*Crab Apple,* Billy Goat Plum
na gravidez ou após	*Crab Apple,* Billy Goat Plum
ao sexo	*Crab Apple, Mimulus,* Billy Goat Plum
ao suor, transpiração	Billy Goat Plum

ESTADOS AFETIVOS	ESSÊNCIAS FLORAIS
ao toque físico	Flannel Flower
corporal, física	*Crab Apple,* Billy Goat Plum
BLOQUEIO	
da criança interior	Little Flannel Flower
da orientação superior	*Willow*
da relação entre mãe e filho	Bottlebrush
da relação pai-filhos	Red Helmet Orchid
das energias criativas	*Larch,* Turkey Bush
de si mesmo	*Chestnut Bud, Larch, Pine, Wild Rose*
emocional	
antigo	Pink Mulla Mulla
da fertilidade	She Oak
por culpa	*Pine,* Sturt Desert Rose
por preconceito	*Rock Water,* Freshwater Mangrove
BONDADE	
doa-se até excessivamente	*Centaury,* Philotecca
falta de	Mountain Devil
CALMA	*Centaury, Clematis, Oak, Water Violet*
aparente	*Agrimony*
promove a	Grey Spider Flower
CANSAÇO	*Olive,* Crowea, Old Man Banksia
extremo	*Hornbeam, Olive*
físico	*Olive*

ESTADOS AFETIVOS	ESSÊNCIAS FLORAIS
matinal	*Hornbeam*
mental	*Hornbeam*
mental e físico	*Chestnut Bud, Hornbeam, Olive, Sweet Chestnut*
passageiro, temporário	*Oak,* Banksia Robur
por cuidar de doente	*Olive*
por decepção, frustração	Banksia Robur
por doação energética	*Centaury,* Angelsword
por hiperatividade	*Vervain*
por trabalho excessivo	*Centaury, Cerato, Oak, Olive, Vervain*
por sofrimento	*Centaury, Olive*
sempre	*Wild Rose*
total	*Sweet Chestnut,* Macrocarpa
CAPACIDADE	
consciente da própria	*Vine*
duvida da própria	*Cerato, Elm, Gentian, Hornbeam, Larch*
em emergência	*Impatiens, Vervain, Water Violet,* Black-eyed Susan
inconsciente ajuda a acessar	Angelsword
para liderança	*Elm, Vervain, Water Violet*
para lutar pelas ambições	*Vine*
"pé-de-boi"	*Oak*
polivalente	*Wild Oat*
CARÊNCIA AFETIVA	*Chicory, Heather, Holly, Willow*

ESTADOS AFETIVOS	ESSÊNCIAS FLORAIS
na infância	*Cerato, Chicory, Heather,* Ilawarra Flame Tree, Tall Yellow Top
CARISMA	*Water Violet*, Gymea Lily
CHACRA	
coronário	*Impatiens, Water Violet,* Angelsword, Bush Iris, Red Lily, Waratah
da garganta	*Gentian, Gorse, Hornbeam, Wild Oat,* Bush Fuchsia, Flannel Flower, Mint Bush
da visão	*Clematis, Honeysuckle, Olive,* Boronia, Bush Iris, Green Spider Orchid
do coração	*Agrimony, Centaury, Chicory, Holly,* Bluebell, Rough Bluebell, Waratah
do plexo solar	*Aspen, Mimulus, Rock Rose,* Crowea, Five Corners, Macrocarpa, Waratah
esplênico	Billy Goat Plum, Flannel Flower, She Oak
sexual	*Elm, Larch, Vervain, Vine,* Bush Iris, Red Lily, Waratah

ESTADOS AFETIVOS	ESSÊNCIAS FLORAIS
CHANTAGEM	
faz birra	*Chicory*
se faz de vítima	*Willow,* Rough Bluebell
CHOQUE, trauma	*Rock Rose, Star of Bethlehem,* Dog Rose of the Wild Forces, Fringed Violet
antigo	*Star of Bethlehem,* Fringed Violet, Pink Mulla Mulla
de guerra	Fringed Violet
com mutilação	Wild Potato Bush
do nascimento	*Star of Bethlehem,* Fringed Violet
emocional devido à radioterapia	Mulla Mulla
em terminações nervosas	*Star of Bethlehem,* Spinifex
energético	*Star of Bethlehem*
que impede a criatividade	Turkey Bush
pelo passado	*Star of Bethlehem,* Bottlebrush
por calor, fogo ou queimadura	Mulla Mulla
por ciúmes	*Chicory,* Fringed Violet
por risco de vida	*Sweet Chestnut*
por violência sexual	Billy Goat Plum
em homens	Flannel Flower, Fringed Violet
em mulheres	*Aspen,* Fringed Violet, Wisteria

53

ESTADOS AFETIVOS	ESSÊNCIAS FLORAIS

CHORO
alterna com rir	*Scleranthus*
difícil	Sturt Desert Pea
fácil	*Chicory, Heather,* *Walnut*
guardado	*Agrimony*, Sturt Desert Pea
por contrariedades	*Chicory*
por exaustão	*Olive*
rápido	*Agrimony*
raramente	*Star of Bethlehem, Water Violet,* Sturt Desert Pea
sem razão	*Rock Rose*

CIÚMES
	Chicory, Holly, Willow, Mountain Devil, Slender Rice Flower
com choque de ver	*Chicory,* Fringed Violet
de favoritismo	*Holly*
do êxito de outrem	*Holly, Willow*
entre irmãos	*Chicory,* Mountain Devil
não demonstra	*Willow*
não tem	*Cerato, Larch*
rebeldia por	*Chicory, Holly*

CLIMATÉRIO
melhora nível estrogênico	*Walnut,* She Oak
sensação de calor, fogacho	*Impatiens, Walnut,* Mulla Mulla

CÓLERA
explosões violentas de	*Holly*
por crítica	*Impatiens*
reprimida	*Beech, Willow,* Dagger Hakea

ESTADOS AFETIVOS	ESSÊNCIAS FLORAIS
COMPAIXÃO	Old Man Banksia
desejo de	*Chicory, Heather*
desgasta-se por	Alpine Mint Bush
excessiva	*Centaury*, Philotecca
só doa, não liga para receber	*Oak*, Philotecca
COMPANHIA	
aversão a	*Clematis, Impatiens, Mimulus, Water Violet*
cansativa, tediosa	*Wild Rose*
desagradável	*Beech, Heather, Vine, Wild Rose*
desejo de	*Agrimony, Chicory, Heather, Mimulus*
para falar de seus problemas	*Heather*
para falar de si	*Heather*
COMPLEXO	
de culpa	*Pine*, Sturt Desert Rose
de inferioridade	*Beech, Larch, Pine*
de herói	*Oak*
de superioridade	*Vine*, Hibbertia, Slender Rice Flower
menospreza os outros	*Vine*
COMPORTAMENTO	
agressivo	*Holly*, Mountain Devil
ajuda expressar sentimentos	Flannel Flower
anti-social	*Sweet Chestnut, Water Violet*, Flannel Flower, Kangaroo Paw, Tall Yellow Top

ESTADOS AFETIVOS	ESSÊNCIAS FLORAIS
arriscado e perigoso	Kangaroo Paw
autodestrutivo	*Centaury, Pine, Sweet Chestnut,* Rough Bluebell, Waratah
autolimitador	*Larch*
autopunitivo	*Pine*
autoritário	*Vervain*
competitivo	*Impatiens, Holly, Vine*
compulsivo	Boronia
crítico	*Beech*
cruel por causa de raiva, ciúmes	Mountain Devil
de assumir riscos desagradáveis	Kangaroo Paw
de desmancha-prazer	*Willow*
de eterno lutador	*Oak*
de extravagância material	Bush Iris
de extravagância no vestir	Ilawarra Flame Tree
de ferir os outros	Rough Bluebell
desregrado	*Impatiens, Scleranthus*
de superioridade	*Water Violet,* Hibbertia, Slender Rice Flower
por medo	Ilawarra Flame Tree
de vítima do destino	*Willow,* Southern Cross
dramático	Ilawarra Flame Tree
excessivamente adulto em crianças	Little Flannel Flower
imaturo, infantil	*Chicory*, Kangaroo Paw
imitativo de atitudes alheias	*Centaury, Cerato*
indeciso	*Scleranthus*
intolerante	*Vervain*

ESTADOS AFETIVOS	ESSÊNCIAS FLORAIS
machista	Wisteria
obsessivo, repetitivo	*White Chestnut,* Boronia, Bottlebrush
passivo	*Mustard*
quer se libertar de	Red Grevillea
racional	Yellow Cowslip Orchid
rancoroso, vingativo	*Holly, Willow,* Dagger Hakea
rebelde	Red Helmet Orchid
rígido	Hibbertia
consigo mesmo	*Rock Water*
viciado	Bottlebrush, Boronia
violento	Dagger Hakea, Mountain Devil, Tall Yellow Top

COMPREENSÃO	*Mimulus, Vervain, Water Violet*
falta de	*Beech*
humana para ajudar	*Mimulus*
maior da Luz	Fringed Violet, Grey Spider Flower
permite uma melhor	Bush Iris
universal falta	*Beech,* Slender Rice Flower

COMPULSÃO	Boronia
para comer	*Agrimony, Cherry Plum, Wild Oat*
pelo poder	*Vine,* Gymea Lily

COMUNICAÇÃO	
ajuda a ser discreto na	Green Spider Orchid

ESTADOS AFETIVOS	ESSÊNCIAS FLORAIS
ajuda na	
ampliação da telepatia	*Agrimony,* Flannel Flower
com pessoas surdas	Green Spider Orchid
com plantas, animais e	Green Spider Orchid
a natureza	Green Spider Orchid
com o reino espiritual	Green Spider Orchid
com o Eu Superior	*Agrimony,* Angelsword, Paw Paw
deficiente	Bush Gardenia
entre familiares	Bush Gardenia
entre estrangeiros	Green Spider Orchid
espiritual clara, profunda	Angelsword, Green Spider Orchid
falando na hora certa	Green Spider Orchid
mais livre na presença	
dos outros	Dog Rose
não verbal	Green Spider Orchid
palavras rancorosas	*Holly,* Pink Mulla Mulla
palavras são "farpas	
pontiagudas"	Dagger Hakea

CONCENTRAÇÃO

aumenta	Sundew
auxilia na	Bush Iris
difícil	*Chestnut Bud, Clematis,* Boronia
por pensamentos	*White Chestnut*
e centralização espiritual	Red Lily
em seus interesses	Yellow Cowslip Orchid
falta no quotidiano	*Clematis,* Sundew

ESTADOS AFETIVOS	ESSÊNCIAS FLORAIS
falta por ser dispersivo	*Scleranthus,* Jacaranda
focaliza a	Red Lily, Sundew
incapacidade de	*Scleranthus, White Chestnut,* Boronia
perda da	Red Lily
por leitura, por sono	Bush Fuchsia
pouca	*Cerato*

CONEXÃO

com a inspiração criativa	*Larch,* Turkey Bush
com anjos protetores	Sundew
com esferas espirituais superiores	*Aspen*
com os ritmos corporais	Bush Fuchsia
da cabeça com coração pelo amor	Tall Yellow Top
do corpo astral ao físico	Grey Spider Flower
neurológica	
pós-ataque cardíaco	Bush Fuchsia
pós-trauma	Bush Fuchsia
sintonia clara com o Eu Superior	*Agrimony,* Angelsword, Paw Paw

CONFIANÇA

confere	*Larch,* Ilawarra Flame Tree
falta de	*Larch,* Five Corners
diante de responsabilidades	*Elm*
no próprio talento	*Larch*
para superar o desconhecido	*Aspen*
por medo	*Mimulus,* Dog Rose

ESTADOS AFETIVOS	ESSÊNCIAS FLORAIS
falta na própria intuição	*Cerato,* Bush Fuchsia
indigno de	*Scleranthus*
na Luz	Fringed Violet, Grey Spider Flower
não tem em ninguém	Mountain Devil
nas convicções alheias	*Cerato*
no próprio sucesso	*Vine*
nos próprios esforços	*Impatiens, Vine, Water Violet*
perda passageira da	*Elm*
reforça na criatividade	*Larch,* Turkey Bush

CONFLITO

entre duas alternativas	*Scleranthus*
entre o fazer e o que é capaz	Wild Potato Bush
entre várias opções	*Wild Oat*
interior	*Agrimony*
não sabe como se virar	Waratah
por ciúmes, inveja	*Holly*
por indecisão	*Scleranthus*
por trauma	*Star of Bethlehem*
sobre a profissão	*Wild Oat*

CONFORMAÇÃO

pelo que lhe foi destinado	*Wild Rose*
por bravura	*Agrimony*
por desinteresse	*Clematis*
por resignação	*Wild Rose*
por submissão	*Centaury*

CONFUSÃO

espiritual	Angelsword

ESTADOS AFETIVOS — ESSÊNCIAS FLORAIS

ESTADOS AFETIVOS	ESSÊNCIAS FLORAIS
familiar	Boab
interior	*Agrimony*
por indecisão	*Cerato, Scleranthus, Wild Oat*
por pensamentos tormentosos	*White Chestnut*
remove informações confusas	Angelsword
sobre a carreira	*Wild Oat*

CONHECIMENTO
desejo de	*Cerato,* Hibbertia

CONSCIÊNCIA
da espiritualidade	Bush Iris
da missão na vida tem	*Vervain*
da necessidade alheia adquire	Kangaroo Paw
do Eu Superior	*Agrimony,* Angelsword, Paw Paw
do lado feminino	Wisteria
do parceiro(a)	Bush Gardenia
do reino espiritual	Green Spider Orchid
do trabalho tem	*Water Violet*

CONSELHEIRO
	Water Violet

CONSELHO
busca para si	*Cerato*
influenciado por	*Centaury, Cerato, Walnut*
não gosta	*Vervain*
não pede	*Chestnut Bud*
não quer	*Water Violet*
pede mas não segue	*Scleranthus*
segue	*Centaury, Cerato*

ESTADOS AFETIVOS	ESSÊNCIAS FLORAIS
CONSERVADORISMO	
preso a tradições	*Centaury, Cerato, Willow,* Yellow Cowslip Orchid
repete padrões familiares	*Centaury, Walnut,* Boab
rompe com as convenções	*Cerato, Chestnut Bud, Walnut,* Boab
CONSOLO	
gosta de	*Chicory, Heather, Oak*
inconsolável	*Sweet Chestnut*
recusa o	*Star of Bethlehem*
CONTRARIEDADES	
com medo de	*Mimulus*
desencorajado por	*Gentian*
desiste por	*Gorse*
irritabilidade por	*Beech, Chicory, Vine*
persevera apesar de	*Star of Bethlehem*
CONTROLE	
autocontrole excessivo	*Rock Water*
falta de	*Cherry Plum*, Grey Spider Flower
gosta de controlar	Gymea Lily, Hibbertia, Isopogon
perda rápida do	*Chestnut Bud, Rock Rose*
sobre outrem	*Chicory, Vervain, Vine*
CONVALESCENÇA	
abatimento na	*Gentian, Clematis*
acelera a recuperação na	*Oak,* Macrocarpa
após aborto	*Star of Bethlehem, Wild Rose*

ESTADOS AFETIVOS	ESSÊNCIAS FLORAIS
após doença prolongada	*Oak, Olive*
com negativismo	*Clematis, Willow*
de anestesia	Sundew
demorada	*Hornbeam, Oak*
desânimo na	*Gentian*
dúvida da recuperação	*Gentian, Hornbeam*
fase terminal da	*Walnut*
pós-doença prolongada	*Oak, Olive*
pós-operatória	*Olive, Star of Bethlehem*
retarda a	*Mimulus*

COOPERAÇÃO

abre o coração	*Chicory, Holly,* Bluebell
abre para novas idéias	*Rock Water,* Bauhinia
acaba com burocracia	Yellow Cowslip Orchid
ajuda a confiar	*Larch,* Flannel Flower
aprofunda o compromisso	Wedding Bush
em grupo falta	Slender Rice Flower
gera harmonia grupal	Slender Rice Flower
rompe amarras	*Walnut,* Boab
sente-se superior	*Vine,* Hibbertia
tira o egoísmo	*Heather,* Kangaroo Paw

CORAGEM

ajuda a criar	*Water Violet*
	Oak, Grey Spider Flower, Waratah
arrisca-se	*Clematis, Water Violet,* Kangaroo Paw
confere perante compromisso	*Cerato,* Ilawarra Flame Tree
desperta a	*Mimulus,* Dog Rose, Sturt Desert Rose

ESTADOS AFETIVOS	ESSÊNCIAS FLORAIS
diante da adversidade	*Oak*
perde	*Gentian*
e destemor	*Clematis, Vervain*
enfrenta os riscos	*Vervain*
falta de	*Gentian, Mimulus, Rock Rose*, Waratah
para superar situações difíceis	*Cerato,* Waratah
persevera, persiste	*Oak*

CRIANÇA

com dificuldade escolar	*Chestnut Bud, Gentian,* Bush Fuchsia
com enurese	*Cherry Plum,* Billy Goat Plum, Dog Rose
com sentimento de culpa	*Pine,* Sturt Desert Rose
com falta de amor-próprio	*Centaury, Larch, Pine,* Five Corners
com ferida e dor profunda	Sturt Desert Pea
desanimada	*Gentian*
desejo de atenção	*Chicory*
desligada, sonhadora	*Clematis*
destrutividade na	*Cherry Plum, Holly, Impatiens*
excessivamente responsável, séria	Little Flannel Flower
falta de intuição na	*Cerato,* Bush Fuchsia
hiperativa	*Impatiens, Vervain,* Black-eyed Susan
incriativa	*Larch*
maltratada	*Aspen*

ESTADOS AFETIVOS	ESSÊNCIAS FLORAIS
no "mundo da Lua"	*Clematis*
oncoprese	*Clematis,* Billy Goat Plum
perda dos pais	*Honeysuckle, Star of Bethlehem,* Fringed Violet, Tall Yellow Top
preguiçosa	*Clematis, Hornbeam*
que range os dentes	*White Chestnut,* Dog Rose
repressão na	*Centaury, Star of Bethlehem*
retraída	*Clematis, Water Violet, Wild Rose,* Billy Goat Plum, Philotecca
trauma por abuso sexual	*Star of Bethlehem,* Flannel Flower, Fringed Violet, Wisteria

CRIATIVIDADE

e expressividade bloqueada	*Larch,* Turkey Bush
grande potencial de	*Clematis*

CRÍTICA

a si mesmo	*Pine, Rock Water*
ao ritmo de outrem	*Impatiens,* Black-eyed Susan
é afetado por	Red Grevillea
e julgadora	*Beech,* Yellow Cowslip Orchid
e rigidez	*Beech, Rock Water*
gosta de corrigir	*Chicory,* Yellow Cowslip Orchid
limitações de outrem	*Impatiens,* Black-eyed Susan

ESTADOS AFETIVOS	ESSÊNCIAS FLORAIS
CRUELDADE	*Beech, Cherry Plum, Holly, Vine*
provoca a dor em outrem	Rough Bluebell
torturador	*Vine*
CULPA	
a si por não ser o melhor	Hibbertia
associada a doença	Sturt Desert Rose
até se recrimina	*Crab Apple, Pine, Rock Water*
demasiada pelos erros	*Larch, Pine*
inconsciente	*Pine,* Sturt Desert Rose
é de si mesmo	*Oak, Pine*
é dos outros	*Willow,* Southern Cross
pelo que deveria ter dito	*White Chestnut*
pelos erros alheios	*Pine*
por ações passadas	Sturt Desert Rose
os outros	*Beech, Willow,* Mountain Devil, Southern Cross
recrimina-se por	*Rock Water*
religiosa	*Pine,* Sturt Desert Rose
se jogar coisas fora	Sturt Desert Rose
se masturbar	*Pine,* Sturt Desert Rose
sem ter culpa	*Pine*
sempre pedindo desculpas	*Pine,* Five Corners
sexual	*Crab Apple,* Spinifex, Sturt Desert Rose
DEBILIDADE	
ao despertar, ao levantar	*Hornbeam*
após enfermidade longa	*Centaury, Olive*

ESTADOS AFETIVOS	ESSÊNCIAS FLORAIS
e caquexia	*Olive,* Macrocarpa
do ego	*Centaury, Cerato,* Philotecca
física por abuso	*Olive,* Wild Potato Bush
por desvitalização	*Centaury,* Alpine Mint Bush, Philotecca
por preocupações	*Hornbeam, White Chestnut*
por trabalho excessivo	*Centaury, Cerato, Oak, Olive, Vervain*
por trabalho inadequado	*Elm, Wild Oat*
por trauma	Fringed Violet

DECISÃO

ajuda a tomar	*Scleranthus,* Crowea, Paw Paw
arrepende-se da; desconfia da	*Cerato*
clareia a	Silver Princess
demorada	*Larch, Scleranthus*
quanto à vocação	*Wild Oat*
instantânea	*Impatiens,* Black-eyed Susan
mutável, variável	*Cerato, Scleranthus*
pânico para tomar	Jacaranda
para se fixar na	Wedding Bush

| DELICADEZA | *Mimulus, Water Violet* |

DEPENDÊNCIA

da família, dos outros	*Centaury,* Boab
da opinião alheia	*Cerato*
de influências passadas	*Walnut,* Boab
de ligações doentias	*Centaury, Walnut,* Boab

ESTADOS AFETIVOS	ESSÊNCIAS FLORAIS
de outras pessoas	Red Grevillea
do conselho dos outros	*Cerato, Scleranthus,* Red Grevillea
não tem	*Impatiens, Water Violet*

DEPRECIADOR

de si mesmo	*Larch*
dos outros	*Beech, Holly, Vine*

DEPRESSÃO

	Gentian, Gorse, Mustard, Kapok Bush, Tall Yellow Top, Waratah
cíclica; sem causa aparente	*Mustard*
com angústia, desespero	*Sweet Chestnut*
com chorar difícil	*Star of Bethlehem*
com expressão ativa	*Vervain*
como "noite negra da alma"	*Mustard,* Waratah
crônica	*Gorse, Mustard*
de causa conhecida	*Gentian*
estados complexos de	*Mustard*
imensa	*Gorse*
mania depressiva	Peach-flowered Tea-tree
mas persevera	*Oak*
pelos outros	*Red Chestnut*
por aflição interior	*Agrimony*
por confusão prolongada	Mint Bush
por culpa	*Pine,* Sturt Desert Rose
por doença	*Gentian, Wild Rose*
por esforço sobre-humano	*Elm*
por excesso de trabalho	*Oak*
por fracassos, obstáculos	*Gentian*

ESTADOS AFETIVOS	ESSÊNCIAS FLORAIS
por indecisão profissional	*Wild Oat*
por irrealizações	*Pine*
por lembranças	*Honeysuckle,* Sunshine Wattle
por notícia traumática	*Star of Bethlehem*
por tarefa difícil	*Elm*
profunda	*Rock Rose*
relativa à menstruação	*Walnut,* She Oak
sem causa aparente	*Mustard*
DESAJEITADO	*Clematis,* Kangaroo Paw
DESAMOR	*Holly,* Mountain Devil
DESÂNIMO	
após reveses	*Gentian*
de origem conhecida	*Gentian*
diante de situações difíceis	*Gentian, Gorse,* Waratah
na convalescença	*Gentian*
nem reage	Kapok Bush
passageiro	*Elm,* Banksia Robur
por auto-rejeição	Ilawarra Flame Tree
por baixa energia	*Olive,* Old Man Banksia
por demora na cura	*Crab Apple, Gentian, Gorse*
por esgotamento	*Olive*
por excesso de trabalho	*Oak*
por fracasso	*Gentian, Gorse, Larch*
por inadequação	*Elm*
por indecisão profissional	*Wild Oat*
por indolência	*Clematis*
por irrealizações	*Oak, Pine, Wild Oat*

ESTADOS AFETIVOS	ESSÊNCIAS FLORAIS
por não saber o que fazer	*Wild Oat*
por parecer difícil	Kapok Bush
por rejeição	*Chicory,* Ilawarra Flame Tree
por responsabilidades	*Elm*
por ressentimento	*Willow*
por trauma, má notícia	*Star of Bethlehem*
preguiça e exaustão	Old Man Banksia
sem causa aparente	*Mustard*

DESATENÇÃO

	Chestnut Bud, Clematis, Kangaroo Paw
a detalhes	Sundew
à intuição	*Cerato,* Sundew
a tudo	*Clematis*
no aqui-agora	*Chestnut Bud, Clematis, White Chestnut*
por falta de concentração no que faz	*Vervain*
por impaciência	*Impatiens*

DESCONDICIONAMENTO

de padrão familiar	*Centaury, Walnut,* Boab
de preconceitos	*Rock Water,* Freshwater Mangrove

DESCONEXÃO

com a fonte de energia interior	*Olive*
com a inspiração criativa	*Larch,* Turkey Bush
com anjos protetores	Sundew
com esferas espirituais superiores	*Aspen*

ESTADOS AFETIVOS	ESSÊNCIAS FLORAIS
com o comando do Eu Interior	*Chestnut Bud, Scleranthus*
com o Eu Interior	*Agrimony,* Angelsword, Paw Paw
com o reino espiritual	Green Spider Orchid
da cabeça com o coração	Tall Yellow Top
do corpo astral e físico	
por pavor	Grey Spider Flower
entre mundo físico e espiritual	*Clematis*
DESCONFIANÇA	*Holly,* Mountain Devil
de si mesmo	*Cerato, Holly, Larch, Mimulus*
das habilidades artísticas	*Larch,* Five Corners
das pessoas	*Cerato, Mimulus,* Macrocarpa, Mountain Devil
da própria intuição	*Cerato,* Bush Fuchsia
da sabedoria interior	*Cerato,* Hibbertia
nem tenta fazer	*Larch*
DESCONTENTAMENTO	
com brigas, discussões	*Agrimony*
com irrealizações	*Oak, Pine*
com os outros	*Beech, Chicory, Impatiens, Willow*
consigo mesmo	*Crab Apple, Oak, Pine, Rock Water*
por ambições frustradas	*Oak, Walnut*
por ciúmes, inveja	*Holly*
por doença	*Oak*
por envelhecer	*Honeysuckle*
por não trabalhar	*Oak*

ESTADOS AFETIVOS	ESSÊNCIAS FLORAIS
por ressentimento	*Willow*
por tratamento falho	*Crab Apple*
profissional	*Wild Oat*

DESEJO

de aceitação	*Cerato,* Ilawarra Flame Tree
de agitação	*Agrimony*
de agradar	*Centaury, Chicory,* Ilawarra Flame Tree, Tall Mulla Mulla
de amor	*Chicory, Holly*
de aventuras	*Agrimony, Chestnut Bud*
de chamar atenção	*Chicory,* Gymea Lily
de coisas passadas	*Honeysuckle*
de companhia	*Agrimony, Chicory, Heather*
dos entes queridos	*Chicory*
de contato físico	*Heather*
de converter os outros	*Vervain*
de corrigir os outros	*Chicory*
de dominar	*Vine*
de dormir	*Clematis*
de escapar dos pensamentos	*White Chestnut*
de harmonia	*Agrimony*
de impressionar	*Vervain*
de informações, filosofias	*Cerato,* Hibbertia
de liberação	Kapok Bush
de movimentar-se	*Agrimony, Impatiens, Vervain,* Black-eyed Susan

ESTADOS AFETIVOS	ESSÊNCIAS FLORAIS
de morrer	*Clematis*
de partilhar conhecimentos	*Cerato*
de paz	*Centaury, Olive*
de perfeição	*Rock Water, Vervain*
de poder	*Chicory, Vervain, Vine*
de realizar algo especial	*Wild Oat*
de reclusão	Flannel Flower, *Water Violet*
de recomeçar	*Honeysuckle, Sweet Chestnut, Walnut*
de renascer totalmente	*Sweet Chestnut*
de romper tradições	*Sweet Chestnut, Walnut,* Boab
de sacrificar-se	*Pine*
de se curar é fraco	*Clematis*
de ser apreciado, reconhecido	*Centaury,* Ilawarra Flame Tree
de ser o centro das atenções	*Heather,* Gymea Lily, Hibbertia, Ilawarra Flame Tree
de ser herói	*Elm*
de ser importante	*Vervain, Vine*
de ser superior	Hibbertia
de ser um exemplo	*Rock Water, Water Violet*
de solidão	*Clematis, Water Violet*
de *status*	Gymea Lily
de superar a si mesmo	*Vervain*
de ter controle emocional	Dog Rose of the Wild Forces
pelo poder	*Chicory, Vervain, Vine*

ESTADOS AFETIVOS	ESSÊNCIAS FLORAIS

DESENCORAJAMENTO
após reveses	*Gentian, Gorse*
e não reage	*Wild Rose*
mas persiste	*Oak*
nem tenta	*Larch*
por causa de fracassos	*Gentian*
precisa ser encorajado	*Gorse*

DESENVOLVIMENTO
consciencial humano acelera	Angelsword, Boab, Freshwater Mangrove, Green Spider Orchid
da intuição	*Cerato,* Bush Fuchsia
da suavidade ao toque físico	Flannel Flower
espiritual ajuda	Bush Iris, Green Spider Orchid

DESESPERANÇA
com a vida	*Rock Rose*
com desespero	*Sweet Chestnut*
com motivo	*Gentian, Gorse*
de causa desconhecida	*Mustard*
esperam o pior	*Willow,* Southern Cross
extrema, total	*Gorse, Sweet Chestnut, Wild Rose*
no futuro	Sunshine Wattle
pela demora na cura	*Crab Apple, Gorse*
perante dificuldades	Waratah
por esgotamento	*Olive*
por trauma, choque	*Star of Bethlehem,* Fringed Violet

ESTADOS AFETIVOS	ESSÊNCIAS FLORAIS
DESESPERO	
de perder	Waratah
diante de dificuldades	*Gentian*
extremo, máximo, profundo	*Gorse, Mustard, Sweet Chestnut,* Waratah
na iminência de sofrer um colapso	*Cherry Plum*
DESINTERESSE	
em aprender	*Chestnut Bud*
pela alegria, prazer	*Rock Water, Willow*
pela matemática	Bush Fuchsia
pela vida	*Mustard, Wild Rose,* Old Man Banksia
pelo presente	*Clematis,* Sundew
pelos outros	*Chicory, Heather,* Kangaroo Paw
por desatenção à intuição	*Clematis,* Sundew *Cerato,* Bush Fuchsia
por esgotamento	*Hornbeam, Olive,* Old Man Banksia
por impaciência	*Impatiens,* Black-eyed Susan
por lembranças	*Honeysuckle*
por pensamentos preocupantes	*White Chestnut*
por si mesmo	*Centaury,* Bush Gardenia
por um companheiro	Bush Gardenia, Flannel Flower
sexual	Bush Gardenia, Flannel Flower

ESTADOS AFETIVOS	ESSÊNCIAS FLORAIS
DESORDEM, desorganização	
por falta de atenção	Black-eyed Susan
DESTEMOR	
da morte	*Clematis, Impatiens, Vervain*
enfrenta o perigo	*Vervain*
DETALHISTA	*Chicory, Crab Apple, Rock Water,* Yellow Cowslip Orchid
DETERMINAÇÃO	*Vervain, Vine, Water Violet,* Silver Princess
desperta para agir	Sturt Desert Rose
DIÁLOGO	
com discussão mental	*White Chestnut*
completa pensamentos de outrem	Black-eyed Susan
consigo mesma	*Heather*
fala em voz baixa	*Star of Bethlehem*
DIFICULDADE	
com a fala	*Larch,* Bush Fuchsia
com detalhes	Sundew
com figura de autoridade	Red Helmet Orchid
de concentração	*Clematis,* Boronia, Red Lily
de empreender	*Centaury, Gentian, Larch, Wild Rose*
de estar no aqui-agora	Red Lily, Sundew
de formar vínculos	Tall Yellow Top

ESTADOS AFETIVOS	ESSÊNCIAS FLORAIS
de partilhar com outrem	Bluebell
de relacionar-se	*Wild Oat,* Wedding Bush
com outrem	Kangaroo Paw
com sexo oposto	Kangaroo Paw
em aceitar elogios	Philotecca
em chorar	Sturt Desert Pea
em dizer "não"	*Centaury*
em expressar	
o amor	*Holly,* Rough Bluebell, Mountain Devil
o próprio sentimento	Bluebell
em integrar-se com a realidade	*Agrimony*
em ligar-se à mãe	Bottlebrush
no aprendizado	*Chestnut Bud, Clematis, Gentian,* Bush Fuchsia
no compromisso do relacionamento	Wedding Bush
no relacionamento íntimo	Flannel Flower, Red Suva Frangipani
para manter o bom humor	*Impatiens*
DOCILIDADE	*Centaury, Water Violet*
DOENÇA	
acne	*Crab Apple,* Billy Goat Plum, Five Corners, Spinifex
adenóide	Dagger Hakea, Red Helmet Orchid
aftas	Peach-flowered Tea-tree, Spinifex

ESTADOS AFETIVOS	ESSÊNCIAS FLORAIS
alergias	*Crab Apple,* Dagger Hakea
amenorréia	*Walnut,* Five Corners, She Oak, Wisteria
amnésia	*Clematis,* Isopogon, Sundew
anemia	Five Corners, Kapok Bush, Bluebell
anorexia	Five Corners, Dagger Hakea
arteriosclerose	Bottlebrush, Isopogon
artrite	*Willow,* Mountain Devil
deformante	Mountain Devil
asma	Bluebell, Fringed Violet, Red Grevillea
autismo	Red Lily
bronquite	*Crab Apple,* Dagger Hakea, Sturt Desert Pea
bulimia	Billy Goat Plum, Five Corners
câncer	*Holly, Willow,* Dagger Hakea, Mountain Devil
candidíase	*Crab Apple,* Bottlebrush, Spinifex
cardíaca	Bluebell
ciática	Crowea, Dog Rose, Spinifex
clamídia	Spinifex
climatérica	*Walnut,* Mulla Mulla, She Oak

ESTADOS AFETIVOS	ESSÊNCIAS FLORAIS
colon tóxico	Spinifex
com sintomas	
migratórios	*Scleranthus*
variáveis	*Scleranthus,* Jacaranda
considerada incurável	*Gorse*
crônica	*Gorse, Wild Rose,* Bush Iris
degenerativa do tecido	
conjuntivo	*Hornbeam*
demência senil	Isopogon
derrames	Mountain Devil, Old Man Banksia
desde acontecimento	
traumático	*Star of Bethlehem,* Flannel Flower, Fringed Violet
desequilíbrio hormonal	*Walnut,* She Oak, Yellow Cowslip Orchid
desidratação	She Oak
desmaio	Sundew
diabetes	Peach-flowered Tea-tree
diarréia	*Crab Apple,* Bottlebrush, Paw Paw
digestiva	Crowea
dores ardentes	Spinifex
dor de cabeça	*Elm, Impatiens,* Bush Fuchsia
acima dos olhos	*White Chestnut*
frontal	*Elm*
crônica	*White Chestnut*
dores	*Impatiens,* Five Corners
agudas	*Holly,* Mountain Devil

ESTADOS AFETIVOS	ESSÊNCIAS FLORAIS
menstruais	*Walnut,* Crowea, She Oak
reumáticas	*Willow,* Sturt Desert Pea
ejaculação precoce	*Larch,* Macrocarpa, Sturt Desert Rose
enjôo de viagem	*Scleranthus,* Bush Fuchsia
enurese	*Cherry Plum,* Red Helmet Orchid
estacionária	*Gentian, Wild Rose*
estado de coma	*Clematis,* Sundew
esterilidade	*Larch,* She Oak, Turkey Bush
por medo de engravidar	*Mimulus,* Dog Rose
frigidez sexual	*Larch,* Billy Goat Plum, Flannel Flower
gagueira	*Larch,* Bush Fuchsia, Five Corners
gastrite	*Impatiens,* Black-eyed Susan
genética, hereditária	*Gorse, Walnut,* Boab, Green Spider Orchid
glaucoma	Waratah
gota	Mountain Devil, Black-eyed Susan
grave	*Gorse, Walnut,* Bush Iris
herpes	*Crab Apple,* Billy Goat Plum, Spinifex
hidrofobia	*Beech*
hipoespermia	*Larch,* Crowea, Flannel Flower
hipoglicemia	Peach-flowered Tea-tree

ESTADOS AFETIVOS	ESSÊNCIAS FLORAIS
hipotiroidismo	*Wild Rose,* Old Man Banksia
imunológica	*Crab Apple,* Bush Iris, Ilawarra Flame Tree, Philotecca
infecção pulmonar	Spinifex
infecções	*Crab Apple,* Spinifex
infertilidade	*Larch,* Flannel Flower, She Oak
emocional	She Oak
insolação	Mulla Mulla
insuficiência mitral	*Chicory,* Waratah
intoxicação alimentar	*Crab Apple*
irregularidade menstrual	She Oak
litíase (cálculos)	*Crab Apple,* Dagger Hakea, Southern Cross
má absorção alimentar	Paw Paw
malária	Paw Paw
menstrual	*Walnut,* She Oak
muscular, tendínea	*Elm,* Crowea
obesidade	*Agrimony, Cherry Plum, Crab Apple,* Boab, Billy Goat Plum, Five Corners, Wedding Bush, Wild Potato Bush
ouvido interno	*Scleranthus*
paraplegia	Wild Potato Bush
prolongada	*Wild Rose*
psoríase	Billy Goat Plum, Spinifex
queimaduras	Mulla Mulla

ESTADOS AFETIVOS	ESSÊNCIAS FLORAIS
recidivante	*Chestnut Bud, Gorse,* Spinifex
repentina	*Rock Rose*
resistente a tratamento	*Holly, Rock Rose, Star of Bethlehem,Wild Oat,* Spinifex
reumatismo	*Willow*
secreções	*Crab Apple,* Spinifex
secura vaginal	Peach-flowered Tea-tree, She Oak
simulada	*Chicory*
tensão pré-menstrual	*Walnut,* Peach-flowered Tea-tree, She Oak
terminal	*Walnut, Holly,* Bush Iris
tetraplegia	Wild Potato Bush
torque dural	Tall Yellow Top
tumores	*Crab Apple*
úlceras pépticas	Black-eyed Susan, Crowea
zumbido	Bush Fuchsia

DIMINUIÇÃO

da rejeição em transplantes	Waratah
do efeito vibratório de motores	Fringed Violet, Red Lily

DOMINADO

porque é desligado	*Clematis*
submete-se aos outros	*Centaury,* Dog Rose

DOMINADOR

	Beech, Vine, Gymea Lily, Rough Bluebell
exige exatidão	*Beech*
exige obediência	*Vine*

ESTADOS AFETIVOS	ESSÊNCIAS FLORAIS

DUREZA
com subordinados — *Impatiens, Vine*
adula superiores — *Vine*
consigo mesmo — *Pine, Rock Water*
provoca dor — *Vine,* Rough Bluebell
sem compaixão — *Beech, Holly, Vine*
torturador — *Vine*

DÚVIDA
da capacidade — *Elm*
da criatividade — *Larch*
da cura — *Crab Apple, Gorse, Sweet Chestnut*
da salvação — *Sweet Chestnut*
de si mesmo — *Cerato, Gentian, Larch*
devido a adversidades — *Gentian*
dos próprios julgamentos — *Cerato*
entre duas opções — *Scleranthus*
entre várias opções — *Wild Oat*
por falta de fé — *Gentian, Gorse*
por pensamentos negativos — *White Chestnut*
profissional, vocacional — *Wild Oat*
religiosa — *Gentian*

EDUCAÇÃO
cheia de críticas — *Beech*
repressiva teve — *Agrimony*
severa — *Rock Water, Vine*

EGOCENTRISMO — *Heather*

EGOÍSMO — *Chicory, Holly, Vine, Willow,* Bluebell

83

ESTADOS AFETIVOS	ESSÊNCIAS FLORAIS

comportamento egoísta
e possessividade · *Chicory*
faz até pressão por · *Vine*
manipula outros para si · Rough Bluebell
por entusiasmo excessivo · *Wild Oat*
só vê suas necessidades · *Chicory*

EGOLATRIA
Vine

EMOÇÕES
bloqueadas · Bluebell
exageradas · *Heather*
reprimidas · *Willow*

EMPREENDER
adia tarefas · *Hornbeam*
começa e não termina · *Larch,* Jacaranda
perseverante · *Oak*

ENERGIA
abundante · *Impatiens, Oak, Vervain,* Black-eyed Susan

baixo nível de · *Oak*, Banksia Robur, Dog Rose, Macrocarpa,Old Man Banksia

por se deixar sugar · *Centaury,* Fringed Violet
dispersa · Jacaranda
falta de · *Centaury, Wild Rose,* Southern Cross

física aumenta · Flannel Flower
flui melhor nos meridianos · Five Corners
gasto contínuo de · Black-eyed Susan

ESTADOS AFETIVOS	ESSÊNCIAS FLORAIS
suga dos outros	*Heather, Holly, Vine*
sugada por outrem	Fringed Violet
ENTUSIASMO	Banksia Robur, Black-eyed Susan
excessivo	*Impatiens, Oak, Vervain,* Black-eyed Susan
falta de	*Clematis, Wild Rose,* Old Man Banksia
falta pelo presente	Sunshine Wattle
inicial	Peach-flowered Tea-tree
perda temporária do	*Oak*, Banksia Robur
renovado para quem ajuda outrem	Alpine Mint Bush
ENVELHECIMENTO	*Honeysuckle, White Chestnut, Willow*
retarda o	Bauhinia, Dagger Hakea, Mountain Devil, Little Flannel Flower
EQUILÍBRIO	
entre feminino e masculino	Bush Gardenia, Wisteria
entre planos espiritual e terreno	Red Lily
falta de	*Clematis, Scleranthus*
possui	*Oak, Water Violet*
ERROS	
assume	*Pine,* Sturt Desert Rose
medo de errar	*Larch*
não reconhece os próprios	*Willow,* Southern Cross

ESTADOS AFETIVOS	ESSÊNCIAS FLORAIS
repetição de	*Chestnut Bud*
por falta de observação	
e elaboração	*Chestnut Bud*
sofre pelos	*Pine*

ESFORÇO
emocional e mental	Alpine Mint Bush
esgotamento por	*Oak, Olive, Vervain*
sem parar	*Oak,* Boronia

ESGOTAMENTO, exaustão
a curto prazo	*Impatiens*
após doença ou tensão	*Centaury, Olive*
após longa participação	*Olive*
até o limite	Waratah
crônico	*Oak*
extremo	*Olive*
físico	*Olive*
físico, total	Macrocarpa
mental	*Hornbeam*
nervoso	*Vervain*
por trauma não resolvido	*Star of Bethlehem,* Fringed Violet
por ambição excessiva	*Chicory,* Banksia Robur, Black-eyed Susan
por cuidar dos outros	*Olive,* Alpine Mint Bush
por doação excessiva	*Centaury,* Philotecca
por drenagem espiritual	Angelsword, Mint Bush, Red Lily
por empenho excessivo	*Vervain*

ESTADOS AFETIVOS	ESSÊNCIAS FLORAIS
por esforço	*Oak, Olive, Vervain*
de ajudar	*Centaury,* Philotecca
por excessos sexuais	*Wild Rose*
por hipoglicemia	Peach-flowered Tea-tree
por indecisão profissional	*Wild Oat*
por perturbação	Mint Bush
por sobrecarga	*Elm,* Paw Paw
por sofrimento	*Olive*
por trabalho excessivo	*Centaury, Oak, Olive, Vervain*
temporário	*Elm*

ESPERANÇA

de tempos melhores	*Clematis*
na cura	*Cerato*
não esmorece	*Oak*
falta total de	*Wild Rose*
inquebrantável; nunca perde a	*Oak*
perda da	*Gorse, Rock Rose, Larch*

ESPIRITUALIDADE

ancora espírito no corpo	Sundew
conexão com o criador	Red Lily
proteção espiritual	Fringed Violet
telepatia	Green Spider Orchid

ESPONTANEIDADE

emocional	Ilawarra Flame Tree

ESQUECIMENTO

de minúcias	*Clematis,* Sundew
do que falar	*Clematis*

ESTADOS AFETIVOS	ESSÊNCIAS FLORAIS
por desconcentração	Red Lily
por excesso de informações	Paw Paw
senil	*Clematis,* Isopogon

ESTADOS DO EU

criança interior	Little Flannel Flower
comportamento infantil	*Chicory*

ESTERILIDADE — *Larch,* She Oak, Turkey Bush

por medo de engravidar	Dog Rose

ESTRESSE

por ansiedade	Dog Rose
por crise na relação	Red Suva Frangipani
por dor da perda	Sturt Desert Pea
por excesso de informações	Paw Paw
por excesso de trabalho	Paw Paw
por não descansar	Black-eyed Susan
por medo de decidir	*Scleranthus,* Jacaranda
por preocupação crônica	Crowea
por resistir à mudança	Bauhinia

EXIGENTE — *Beech, Chicory, Vine*

EXPECTATIVA

de desconfiança	Mountain Devil
de falhar, fracassar	*Larch*
de futuro sem esperança	*Sweet Chestnut, Wild Rose,* Sunshine Wattle
de prejuízo	Pink Mulla Mulla
de vida sombria	*Aspen,* Sunshine Wattle

ESTADOS AFETIVOS	ESSÊNCIAS FLORAIS
do melhor	Crowea
negativa	*Gorse, Wild Rose, Willow*

EXPRESSÃO

caminhar inconstante	*Scleranthus*
cantos da boca para baixo	*Willow*
da criatividade ajuda	*Larch,* Turkey Bush
de calma, supremacia	*Water Violet*
de olhos esbugalhados	*Cherry Plum*
de sentimentos e comunicação facilita	Flannel Flower
do que sente sem temor	*Vervain*

FADIGA

após doença	*Centaury*
após sofrimento	*Olive*
crônica	Banksia Robur
mental e física	*Hornbeam, Olive*
por hiperatividade	*Impatiens, Vervain,* Black-eyed Susan
total	*Olive*

FALA

alternando assuntos	*Scleranthus*
com ansiedade	*Vervain*
com autoridade	*Vine*
com convicção	*Vervain*
com impaciência	*Impatiens*
como missionário	*Vervain*
depois da hora	Kangaroo Paw
difícil	Bush Fuchsia

ESTADOS AFETIVOS	ESSÊNCIAS FLORAIS
durante o sono	*Aspen*
em voz baixa	*Mimulus, Star of Bethlehem*
excessiva de si mesma	*Heather*
na hora certa	Green Spider Orchid
o que sente	*Sweet Chestnut*
pedindo desculpa	*Pine*
pondo as mãos	*Heather*
sem pensar	Kangaroo Paw
sozinho	*Heather, White Chestnut*
suavemente o essencial	*Water Violet*
tudo sem temor	*Vervain*

FANATISMO

automartírio	*Rock Water*
com detalhes	*Crab Apple*
extremo	*Vervain*
pelos ideais	*Vervain*
por conhecimento	Hibbertia
religioso	*Vervain, Rock Water*

FÉ

ajuda a encontrar a	Waratah
as coisas vão melhorar	Sunshine Wattle
falta na abundância	Bottlebrush, Sunshine Wattle
na cura	*Cerato*
perda da	*Gentian, Gorse, White Chestnut*
promove a	*Gentian,* Bush Iris, Grey Spider Flower

ESTADOS AFETIVOS	ESSÊNCIAS FLORAIS

promove a crença em Deus — Bush Iris
restaura a — Bush Iris, Dog Rose

FEMINILIDADE
melhora a — She Oak, Wisteria

FILOSOFIA
controladora, manipuladora — *Chicory,* Isopogon
de mártir — *Centaury, Vervain*
de vítima — *Willow,* Southern Cross
de observação — *Water Violet*
julgadora — *Beech,* Yellow Cowslip Orchid

pacificadora — *Agrimony*
racista — Slender Rice Flower
revolucionária — *Vervain*
supersticiosa — *Aspen*

FORÇA
de vontade não tem — Peach-flowered Tea-tree
dúvida da — *Hornbeam, Larch*
insuficiente — *Hornbeam, Olive*
para compromisso — Wedding Bush
perante emergências — Waratah
perante situações
desagradáveis — Red Grevillea
perda da — *Oak, Sweet Chestnut*
restitui a — *Olive*

FRIGIDEZ
por medo — *Larch,* Wisteria
— *Mimulus*

FRUSTRAÇÃO
passageira, temporária — Banksia Robur

ESTADOS AFETIVOS	ESSÊNCIAS FLORAIS
FUGA, escapismo	
de contatos sociais	*Water Violet*
de si mesmo, das	
responsabilidades	Wedding Bush
do presente para o futuro	*Clematis*
do presente para o passado	*Honeysuckle*
dos verdadeiros sentimentos	*Agrimony*
para as drogas	*Agrimony, Clematis,* Red Lily, Sundew
por falta de concentração	Red Lily
FUNÇÕES, fisiologia	
abre o centro coronário	Red Lily
abre os centros energéticos superiores	Green Spider Orchid, Kapok Bush, Red Lily
abre o coração para o amor	*Holly,* Bluebell, Dagger Hakea, Dog Rose
ajuda a confiar em Deus	*Sweet Chestnut*
ajuda a descobrir a verdade espiritual	*Agrimony*, Angelsword
ajuda a enfrentar e dominar o medo	Dog Rose
ajuda a equilibrar	Crowea
ajuda a estabelecer limites	*Centaury,* Flannel Flower
ajuda a expressão corporal	Flannel Flower
ajuda no equilíbrio de órgãos e sistemas	Crowea
ajuda nos treinamentos espirituais	*Heather*

ESTADOS AFETIVOS   ESSÊNCIAS FLORAIS

ESTADOS AFETIVOS	ESSÊNCIAS FLORAIS
alinha o corpo etérico e astral com o físico	Crowea
alivia a mente de coisas passadas	*Honeysuckle*
ancoramento da alma no corpo	*Clematis*
antiinfecciosa	*Clematis, Crab Apple*
captação de energias vitais	*Wild Rose*
coadjuvante na radioterapia	Fringed Violet, Mulla Mulla
confortante, consoladora	*Star of Bethlehem*
controla a glicemia	Peach-flowered Tea-tree
desintoxicação	*Crab Apple*
desintoxica na radioterapia	Fringed Violet, Mulla Mulla
diabético, melhora o	Peach-flowered Tea-tree
diminui a febre	Mulla Mulla
diminui a rejeição nos transplantes	Waratah
drenador esplênico (baço)	Dog Rose
drenador hepático (fígado)	Dagger Hakea
drenador renal	Dog Rose
equilibra	
hormônios femininos	She Oak
ovários	She Oak
equilibra a pituitária	Yellow Cowslip Orchid
equilibra as paratireóides	*Cerato,* Hibbertia
equilibra o pâncreas	Peach-flowered Tea-tree
fortalece os ossos	Hibbertia
hidratante geral	*Rock Water,* She Oak

ESTADOS AFETIVOS	ESSÊNCIAS FLORAIS
integra hemisférios cerebrais	Bush Fuchsia
lubrifica a vagina	Peach-flowered Tea-tree, She Oak
mantém o nível estrogênico	She Oak
melhora a ATM	Red Grevillea
melhora a audição	Bush Fuchsia
melhora a fala	Bush Fuchsia
melhora a tolerância à radiação	Mulla Mulla
melhora o sistema linfático	Philotecca
melhora o tônus muscular	Crowea
mobiliza os metais pesados, toxinas	*Crab Apple*, Wild Potato Bush
neurotônica	*Star of Bethlehem*
no trabalho respiratório	Tall Mulla Mulla
protege o hipotálamo	Bush Fuchsia
regula ácido clorídrico gástrico	Crowea
regula a secreção vaginal	She Oak
regula o relógio biológico	Bush Iris
rejuvenesce	Little Flannel Flower
retarda o envelhecimento	She Oak
testicular	Flannel Flower
traz de volta ao presente	Fringed Violet
GANÂNCIA	*Vine,* Bluebell
GENTILEZA	*Centaury, Water Violet*
falta de	Gymea Lily, Kangaroo Paw
GRAVIDEZ	*Walnut,* Bottlebrush
aversão ao corpo na	Billy Goat Plum

ESTADOS AFETIVOS	ESSÊNCIAS FLORAIS
com superpreocupação	*Red Chestnut*
enjôo da	Dog Rose
indecisão de ter o bebê	Paw Paw, *Scleranthus*
pavor na	*Rock Rose*
protela paternidade por	
responsabilidade	*Elm*, Ilawarra Flame Tree
GROSSERIA	*Vine*, Gymea Lily, Rough Bluebell
HABILIDADE	
para arbitrar	Yellow Cowslip Orchid
HIPERATIVIDADE	
mental	*Impatiens*, Black-eyed Susan
HIPERSENSIBILIDADE	*Mimulus*, Red Suva Frangipani
a brigas, discussões	*Agrimony*
a influências, opiniões	*Walnut*
ao frio	*Mimulus*
à grosseria	*Agrimony*, *Mimulus*
a ruídos	*Aspen*, *Mimulus*
e fragilidade emocional	Red Suva Frangipani
HIPOCONDRIA	Peach-flowered Tea-tree
para chamar atenção	*Chicory*, *Heather*
HISTERIA	*Cherry Plum*, *Chicory*, Dog Rose of the Wild Forces
coletiva, de massa	*Rock Rose*, Dog Rose of the Wild Forces

ESTADOS AFETIVOS	ESSÊNCIAS FLORAIS
em situações de morte	Dog Rose of the Wild Forces
sexual	Wisteria
HONESTIDADE	
falta consigo	*Agrimony*
não tem	*Holly*
HOSTILIDADE	*Holly, Vine,* Dagger Hakea, Mountain Devil
HUMILDADE	*Crab Apple, Olive, Pine*
falta de	*Beech, Holly, Vine,* Slender Rice Flower
HUMOR	
bom	*Agrimony, Oak*
dificuldade para manter o bom	*Impatiens*
instável, variável	*Scleranthus,* Peach-flowered Tea-tree
mau	*Chicory, Holly, Impatiens, Willow,* Crowea
na menstruação	*Walnut,* Peach-flowered Tea-tree
rabugento	*Chicory, Holly, Willow*
sarcástico	Yellow Cowslip Orchid
sombrio	*Gorse, Mustard*
IDEALISMO	
com fanatismo	*Vervain*
filosófico	*Rock Water*
humanitário	*Elm, Vervain, Rock Water*
por um futuro melhor	*Clematis*

ESTADOS AFETIVOS	ESSÊNCIAS FLORAIS

IDÉIAS
abundantes	*Impatiens, Vervain*
de suicídio	*Cherry Plum*
difícil de assimilar	*Chestnut Bud,* Paw Paw
dispersivas	*Scleranthus*
fixas	*Rock Water,* Boronia
indesejáveis	*White Chestnut*
obsessivas	*Aspen, Crab Apple,* Boronia
rígidas	*Vervain*

IMAGEM
de exemplo inspirador	*Water Violet*
de perfeição	*Rock Water, Vervain*
de poder	*Chicory, Vervain, Vine*

IMAGINAÇÃO
de algo terrível	*Aspen, Red Chestnut*
de dominar outrem	*Vine*
de impressionar	*Vervain*
de não pertencer ao meio	Tall Yellow Top
de perfeição	*Rock Water, Vervain*
de perseguição	*Mustard*
de poder	*Chicory, Vervain, Vine*
de que estão falando dele	Sturt Desert Rose
de realizar algo especial	*Wild Oat*
de rejeição	Ilawarra Flame Tree
de ser exemplo	*Rock Water*
de ser grande personagem	*Vervain, Vine,* Gymea Lily
de ser herói	*Elm*
de ser observado	*Aspen*

ESTADOS AFETIVOS	ESSÊNCIAS FLORAIS
de ser o centro das atenções	*Heather,* Gymea Lily, Hibbertia, Ilawarra Flame Tree
de ser o escolhido	*Vervain*
de ser reconhecido	*Centaury,* Ilawarra Flame Tree
do fracasso	*Larch*
do pior	*Red Chestnut*
imagina e não executa	*Clematis*

IMATURIDADE

comportamento infantil	*Chicory,* Kangaroo Paw

IMITAÇÃO

imita os outros	*Cerato*
imita personalidades fortes	*Centaury*

IMPACIÊNCIA

até consigo mesmo	*Impatiens*
com lentidão de outrem	*Impatiens,* Black-eyed Susan
desmedida	*Vervain*
e irritabilidade	*Impatiens*
para ouvir	*Beech*
termina frases de outrem	*Impatiens,* Black-eyed Susan

IMPARCIALIDADE	*Water Violet,* Yellow Cowslip Orchid
IMPRESSIONÁVEL	*Aspen, Centaury, Red Chestnut*
após filme, história, leitura	Dog Rose

ESTADOS AFETIVOS	ESSÊNCIAS FLORAIS

após pesadelo — Grey Spider Flower
com sangue — Green Spider Orchid
por pessoas duras — *Centaury*

IMPULSIVIDADE
  e descontrole — *Cherry Plum, Wild Oat*
  explosiva — *Holly, Impatiens*
  impulsos
    desesperados e destrutivos — *Cherry Plum*
    inconscientes — *Aspen*
  revolucionária — *Vervain*

INACEITAÇÃO
  de elogio — Philotecca
  de experiências da vida — Southern Cross
  de limitação física — Wild Potato Bush
  de mudança — *Walnut,* Bottlebrush
  de não resolver problemas — Dagger Hakea
  de novas idéias — Bauhinia
  do próprio corpo, da sexualidade
    Crab Apple, Billy Goat Plum
  do próprio negativismo — *Willow*

INADEQUAÇÃO
  a responsabilidades — *Elm,* Bottlebrush
  sensação de — *Elm,* Sturt Desert Rose, Tall Yellow Top

INCANSÁVEL
  no trabalho — *Agrimony, Impatiens, Oak, Vervain,* Black-eyed Susan

ESTADOS AFETIVOS	*ESSÊNCIAS FLORAIS*

INCAPACIDADE

de aceitar a si mesmo	*Pine*
de amar-se, de perdoar-se	*Pine*
de andar, ouvir, ver	*Star of Bethlehem*
de aprender com experiências passadas	*Chestnut Bud,* Isopogon
de aproximar-se de alguém	Bush Gardenia, Flannel Flower
de captar energias cósmicas	*Wild Rose*
de chorar	Sturt Desert Pea
de compartilhar posses	*Chicory,* Bluebell
de decidir por falta de confiança	*Cerato*
de desfrutar a vida	*Rock Water*
de dizer "não"	*Centaury,* Philotecca
de enfrentar exigências extremas	*Elm*
de ler muito tempo	Bush Fuchsia
de manifestar seu Eu Interior	*Agrimony*
de mover-se por medo	Grey Spider Flower
de pensar para dizer	Kangaroo Paw
de prestar atenção	*Impatiens, Chestnut Bud*
de relaxar-se	*Impatiens, Vervain*
de renunciar a coisas materiais	Bottlebrush
de resolver problemas	Paw Paw
de romper com o passado	*Walnut*
de ver uma saída	Red Grevillea
para aceitar elogios	Philotecca
para apreciar o sexo	*Crab Apple,* Billy Goat Plum
para o aprendizado	Bush Fuchsia

ESTADOS AFETIVOS	*ESSÊNCIAS FLORAIS*
INCOMPREENSÃO	*Beech, Holly*
INCONSCIÊNCIA	*Clematis,* Bush Gardenia
crise de ausência	*Clematis*
da necessidade do próximo	*Chicory,* Kangaroo Paw
desmaio	*Aspen, Clematis,* Sundew
embotamento	*Wild Rose*
estado de coma	*Clematis, Rock Rose*
letargia	*Hornbeam*
traumática	*Star of Bethlehem*
INCONSTÂNCIA	*Cerato, Scleranthus,Wild Oat,* Jacaranda
INDECISÃO	
adia decisões	*Larch*
diante de desafio	*Gentian*
entre duas opções	*Scleranthus*
entre várias opções	*Wild Oat*
na encruzilhada	*Scleranthus,* Silver Princess
pedem opinião	*Cerato*
por medo	Jacaranda
por cansaço	*Hornbeam*
por conflito interior	*Scleranthus*
por falta	
de confiança	*Cerato, Larch*
por inconstância de idéias	Jacaranda
por resignação	*Gorse*
profissional	*Wild Oat,* Silver Princess
quanto à sexualidade	*Scleranthus, Wild Oat*

ESTADOS AFETIVOS	ESSÊNCIAS FLORAIS

INDEPENDÊNCIA

desejo de ter	*Centaury, Walnut*
estimula a	*Centaury, Walnut,* Red Grevillea
tem	*Agrimony, Impatiens, Water Violet*

INDIFERENÇA

a familiares	Bush Gardenia
afetiva causada por preocupações	Bush Gardenia
à necessidade alheia	*Beech,* Kangaroo Paw
à pessoa amada	Bush Gardenia
a tudo	*Clematis, Scleranthus*
ao presente	*Clematis, Honeysuckle*
até ao prazer e alegria	*Mustard, Rock Water, Wild Rose*
e inacessibilidade	*Water Violet*
em ferir os outros	Rough Bluebell
entre os cônjuges	Bush Gardenia
e sem sentimento	Bluebell
nem tenta reagir	Kapok Bush
pela vida	*Clematis, Mustard*
pelos problemas alheios	*Heather*
por desatenção	*Chestnut Bud, Vervain*
por resignação	*Wild Rose*
por ressentimento	*Willow*
sexual	Bush Gardenia

INDIGNAÇÃO

por coisas erradas	*Rock Water, Vervain*

ESTADOS AFETIVOS	ESSÊNCIAS FLORAIS
por injustiça	*Impatiens, Vervain*
por interferências	*Water Violet*
INFÂNCIA	
adaptação escolar	*Walnut,* Bottlebrush
assimilação difícil	*Chestnut Bud,* Bush Fuchsia
ciúmes na	*Chicory, Holly*
crescimento	Bottlebrush
desligado na	*Clematis*
destrutividade na	*Cherry Plum, Holly*
desmame	*Red Chestnut*
egoísmo na	*Chicory,* Bluebell
falta de	
criatividade na	*Larch,* Turkey Bush
intuição na	*Cerato,* Bush Fuchsia
hiperatividade na	*Vervain,* Black-eyed Susan
lactação	*Walnut,* Bottlebrush
medos na	*Mimulus,* Dog Rose
preguiça na	*Clematis, Hornbeam*
rebeldia na	*Vine,* Red Helmet Orchid
recusa comida sem	
experimentar	Freshwater Mangrove
rejeição na	*Cerato, Chicory, Heather,* Ilawarra Flame Tree, Tall Yellow Top
repressão na	*Centaury, Star of Bethlehem*
sentimento de culpa	*Pine,* Sturt Desert Rose
"sexo é sujo"	*Crab Apple,* Billy Goat Plum

ESTADOS AFETIVOS	ESSÊNCIAS FLORAIS
timidez na	*Mimulus,* Dog Rose
INFELICIDADE	
após choque	*Star of Bethlehem*
quando a sós	*Heather*
sem causa	*Holly*
INFERTILIDADE	
de causa hormonal	*Walnut,* She Oak
por problema na criatividade	*Larch,* Turkey Bush
INFLEXIBILIDADE	
e dogmática	*Vine,* Hibbertia
interior	*Rock Water*
INFLUENCIÁVEL	
à exploração dos outros	*Centaury*
facilmente pelos outros	*Centaury, Cerato,* Fringed Violet, Sturt Desert Rose
pelas crenças	*Walnut*
pelas projeções de outrem	Fringed Violet
pelo que pensam, digam	*Cerato, Walnut,* Red Grevillea
por ambições indefinidas	*Wild Oat*
por críticas	Red Grevillea
por experiências anteriores	*Walnut*
por falta de confiança	*Cerato*
por fatores externos	Fringed Violet
por fraqueza da vontade	*Centaury*
por idéias de outrem	*Cerato, Walnut*
por personalidade dominante	*Centaury, Walnut*

ESTADOS AFETIVOS	ESSÊNCIAS FLORAIS
por possessão espiritual	Angelsword
por vontade fraca	*Centaury*
INICIATIVA	
abandona completamente a	*Wild Rose*
começa e não termina	*Larch,* Jacaranda, Kapok Bush, Peach-flowered Tea-tree
começa outra coisa	Jacaranda
INQUIETUDE	*Agrimony, Impatiens, Vervain,* Black-eyed Susan
INSATISFAÇÃO	
com irrealizações	*Oak, Pine, Wild Oat*
com o próprio corpo	*Crab Apple,* Billy Goat Plum
com os outros	*Beech, Chicory, Willow*
consigo mesmo	*Pine, Rock Water, Willow,* Five Corners
por ciúmes, inveja	*Holly,* Mountain Devil
por doença restritiva	*Oak,* Wild Potato Bush
por não saber a missão na vida	*Wild Oat*
profissional, vocacional	*Hornbeam, Wild Oat*
INSEGURANÇA	*Larch,* Dog Rose
nem tenta fazer	*Larch*
nos propósitos de vida	Silver Princess
para confrontar	Tall Mulla Mulla
para decidir	*Scleranthus,* Jacaranda
passageira	*Elm*

105

ESTADOS AFETIVOS	ESSÊNCIAS FLORAIS
por acanhamento	Dog Rose
por nervosismo	*Mimulus*
por timidez	*Mimulus*, Dog Rose

INSENSIBILIDADE
à necessidade de outrem — *Beech*, Kangaroo Paw

INSÔNIA

causada por medo	*Aspen*, Dog Rose
por brigas, discussões	*Agrimony*
por indecisão	*Scleranthus*
por medo de dormir	*Aspen*
por não se relaxar	*Impatiens, Vervain,* Black-eyed Susan
por pensamentos obsessivos	*White Chestnut,* Boronia
por preocupação excessiva	*Red Chestnut*
por tortura mental interior	*Agrimony*

INSPIRAÇÃO
falta de — *Cerato, Larch,* Turkey Bush

INSTABILIDADE
emocional — *Scleranthus*

INTEGRAÇÃO

com a humanidade	Slender Rice Flower
de atenção a detalhes	Sundew
de idéias, informações	Paw Paw
dos hemisférios cerebrais	Bush Fuchsia

INTOLERÂNCIA

a imperfeições	*Beech,* Isopogon
a imperfeições	*Beech*
à ingratidão	*Chicory*

ESTADOS AFETIVOS	ESSÊNCIAS FLORAIS
a opiniões alheias	*Vervain*
a ruídos	*Beech*
ao ritmo de outrem	*Impatiens,* Black-eyed Susan
com críticas	*Beech, Chicory,* Yellow Cowslip Orchid
por se sentir superior	*Vine,* Hibbertia
INTROSPECÇÃO	*Water Violet*
INTROVERSÃO	Red Grevillea
diálogo mental	*White Chestnut*
oculta angústia	*Agrimony, White Chestnut*
por ansiedade, medo	*Mimulus*
por natureza	*Scleranthus*
recolhe-se nas suas idéias	Sundew
sofre calado	*Water Violet*
INTUIÇÃO	
ajuda a ouvir mais a	*Wild Oat,* Bush Fuchsia
com a natureza desperta	Bush Fuchsia
diminuída por idéia fixa	Boronia
falta confiança na	*Cerato,* Bush Fuchsia
fortalece a	Paw Paw
forte	Old Man Banksia
INVEJA	
de quem tem	*Holly,* Mountain Devil, Southern Cross
não tem	*Larch*
ressente de quem tem mais	*Willow,* Southern Cross
tem	*Chicory*

ESTADOS AFETIVOS	ESSÊNCIAS FLORAIS
IRRESPONSÁVEL	Kangaroo Paw
não assume seus erros	*Willow*
negligencia as próprias	
necessidades	*Centaury*
por autodesconfiança	*Cerato*
por inconstância	*Scleranthus*
por influências	*Centaury*
IRRITABILIDADE	
com pessoas próximas	Dagger Hakea
com ressentimento	*Willow*
consigo mesmo	*Oak, Pine, Rock Water*
explosiva	*Holly*
pela lentidão de outrem	*Impatiens,* Black-eyed Susan
por bagatelas	*Beech*
por cansaço, por esgotamento	Banksia Robur
por ciúmes, inveja	*Chicory, Holly,* Mountain Devil
por contrariedades	*Beech, Chicory, Vervain*
por impaciência	*Impatiens,* Black-eyed Susan
por injustiça	*Impatiens, Vervain, Rock Water*
por não se sentir o mesmo	Banksia Robur
por preocupação	Crowea
por ruídos	*Beech*
por sobrecarga	Paw Paw
reprimida	*Beech, Willow*
violenta	*Cherry Plum*

ESTADOS AFETIVOS	ESSÊNCIAS FLORAIS

JUSTIÇA
indignação por injustiça — *Impatiens, Vervain, Rock Water*
julga com criticismo — *Beech*
sabe julgar — *Water Violet*
sente-se injustiçado — *Willow,* Southern Cross

LABORIOSO, trabalhador
além dos limites — *Oak, Vervain,* Black-eyed Susan
por dever — *Oak*
por vocação — *Elm*

LAMENTAÇÃO
a culpa é dos outros — *Willow,* Southern Cross
é um "chorão" — *Willow*
nunca faz — *Oak, Water Violet*
por perda de outrem — Boronia

LEALDADE — *Centaury, Water Violet*

LEMBRANÇAS
de desejos não realizados — *Honeysuckle*
de dias felizes — Sunshine Wattle
do passado — *Honeysuckle*
tristes — Sturt Desert Pea

LENTIDÃO — *Clematis,* Old Man Banksia
de movimento — *Mustard, Star of Bethlehem*
para aprender — *Chestnut Bud*
por desinteresse — *Clematis*
por indecisão — *Scleranthus*

109

| *ESTADOS AFETIVOS* | *ESSÊNCIAS FLORAIS* |

LIBERAÇÃO
da criança interior	Little Flannel Flower
de algemas do passado	*Honeysuckle, Walnut,* Sunshine Wattle
de emoção arraigada	Boab
de energia psíquica negativa	Angelsword
de erros repetidos	*Chestnut Bud*
de ligações doentias	*Walnut,* Boab
de pensamentos preocupantes	*White Chestnut*
de preconceitos	Freshwater Mangrove
de situações desagradáveis	Red Grevillea
de sofrimentos profundos	Sturt Desert Rose
do medo da morte	Bush Iris
do passado	*Honeysuckle, Star of Bethlehem,* Bottlebrush
dos filhos pela mãe	Bottlebrush

LIMITE
já foi transposto	*Wild Rose*
máximo da resistência	*Oak, Sweet Chestnut*
por pressão, tensão	*Cherry Plum*
saudável estabelece	*Centaury,* Flannel Flower
ultrapassa o	*Oak, Vervain,* Black-eyed Susan

LIMPEZA
mania de	*Crab Apple*

LINGUAGEM
apressada	*Heather, Impatiens, Vervain*
distúrbios da	Bush Fuchsia

ESTADOS AFETIVOS	ESSÊNCIAS FLORAIS
LOQUACIDADE	
alterna os assuntos	*Scleranthus*
fala de si mesma	*Heather*
indagativa	*Cerato*
rápida	*Impatiens, Vervain,* Black-eyed Susan
repetitiva	*White Chestnut*
MACHISMO	*Vine,* Wisteria
MÁGOA	
ajuda a trabalhar a	Dog Rose, Sturt Desert Pea
facilmente se magoa	*Chicory, Holly*
feridas emocionais profundas	Pink Mulla Mulla, Sturt Desert Pea
por perdas afetivas	Boronia
por rejeição	Ilawarra Flame Tree
profunda	Sturt Desert Pea
silenciosa	*Agrimony,* Sturt Desert Pea
suporta calado	*Water Violet*
MALDADE	*Holly,* Mountain Devil
causa dor aos outros	*Vine,* Rough Bluebell
MANIA	
de controlar, manipular	*Chicory,* Isopogon, Rough Bluebell
de dominar	*Vine*
de grandeza	*Vine,* Hibbertia, Slender Rice Flower
de inferioridade	*Larch, Pine*
de julgar	*Beech,* Yellow Cowslip Orchid

ESTADOS AFETIVOS	ESSÊNCIAS FLORAIS

de limpeza — *Crab Apple*
de mártir — *Centaury, Vervain*
de perfeição — *Rock Water, Vervain*
de perseguição — Mountain Devil
de pobreza — Southern Cross
de superstição — *Aspen*
de vítima — *Willow*, Southern Cross

MANIPULAÇÃO
maliciosa de outrem — *Chicory*, Rough Bluebell

MÁRTIR
pelas idéias — *Rock Water*
pelos ideais — *Vervain*
por sacrifício — *Centaury*

MASOQUISMO
desejo de sacrificar-se — *Centaury, Pine*

MATERIALISMO
negando o lado espiritual — Bush Iris / *Chicory, Vine*, Bush Iris

MATERNIDADE
medo da responsabilidade — *Elm*, Ilawarra Flame Tree
pais rígidos — *Rock Water*, Isopogon

MEDITAÇÃO
auxilia na — Bush Iris
concentração na — *Clematis*, Boronia
difícil por idéia fixa — *White Chestnut*, Boronia

MEDO
após choque ou trauma — Fringed Violet
aterrador — Grey Spider Flower
causado por vidas passadas — Green Spider Orchid

ESTADOS AFETIVOS	ESSÊNCIAS FLORAIS
comum, pequeno, trivial	*Mimulus,* Dog Rose, Dog Rose of the Wild Forces
com suores, tremores	*Aspen*
da água	*Beech, Mimulus*
da morte	*Mimulus, Rock Rose,* Bush Iris
da paternidade	Dog Rose
da recidiva de crises depressivas	*Mustard*
da responsabilidade	*Elm,* Ilawarra Flame Tree, Jacaranda
de abrir-se	*Cherry Plum*
de acidentes	*Mimulus,* Dog Rose
de arriscar	*Larch*
de asfixia	Grey Spider Flower
de ataques psíquicos	Grey Spider Flower
de calamidade, catástrofe	*Aspen, Pine, Red Chestnut*
de causa conhecida	*Mimulus*
de cobranças	*Cerato*
de cometer violência	*Cherry Plum*
de complicação da doença	*Red Chestnut*
de compromisso	Wedding Bush
de contato físico	*Crab Apple,* Billy Goat Plum, Flannel Flower, Fringed Violet
de destruição	*Cherry Plum, Rock Rose,* Grey Spider Flower
de doença	*Crab Apple, Mimulus,* Dog Rose
restritiva	*Agrimony*

ESTADOS AFETIVOS	ESSÊNCIAS FLORAIS
de dormir, sonhar	*Aspen, Rock Rose*
de empreender	*Larch, Mimulus,* Dog Rose
de envelhecer	Bottlebrush, Dog Rose, Little Flannel Flower, Peach-flowered Tea-tree
de errar, falhar	*Larch*, Jacaranda
de escassez	Bluebell, Dog Rose
de escuro	*Aspen, Mimulus*
de estar sendo enganado	*Holly*
de exames, provas	*Mimulus, Rock Rose*
de falar em público	*Mimulus,* Bush Fuchsia, Grey Spider Flower
de faltar	Bluebell
de fantasma	*Aspen*
de fazer coisas terríveis	*Cherry Plum*
de febre	Mulla Mulla
de ficar sozinho	*Agrimony, Mimulus*
de fracassar	*Gorse, Larch, Mimulus*
de imagens inconscientes	*Aspen*
de inconsciência	*Rock Rose*
de infortúnio	*Pine, Red Chestnut*
de inimigos ocultos	*Aspen*
de insanidade mental	*Cherry Plum, Rock Rose*
de intimidade	*Mimulus,* Pink Mulla Mulla
sexual	Wisteria
de intoxicação	*Crab Apple*
de matar	*Cherry Plum*
de morrer	*Mimulus, Rock Rose,* Grey Spider Flower
de objetos quentes	Mulla Mulla

ESTADOS AFETIVOS	ESSÊNCIAS FLORAIS
de pegar fogo	Mulla Mulla
de perder	
a identidade	Grey Spider Flower
a razão	*Cherry Plum*
as posses, os bens	*Chicory,* Bluebell
o controle sobre si mesmo	*Cherry Plum*
o controle	*Cherry Plum*, Dog Rose of the Wild Forces
os amigos	*Chicory, Heather*
de perseguição	*Aspen*
de pesadelos	*Aspen, Rock Rose*
de pobreza	*Agrimony, Mimulus*
de poluição	*Crab Apple*
de qualquer perda	*Chicory*
de rejeição	*Chicory,* Ilawarra Flame Tree
de sangue	Green Spider Orchid
de se ferir	Pink Mulla Mulla
de ser destruído	*Rock Rose*
de ser enganado	*Holly*
de ser explorado	Macrocarpa, Mountain Devil
de sucumbir	*Sweet Chestnut*
de suicidar-se	*Cherry Plum*
do calor	Mulla Mulla
do câncer	*Crab Apple, Mimulus*
do castigo	*Aspen*
do desconhecido	*Aspen, Cerato, Rock Rose*
do escuro	*Aspen, Mimulus*
do fogo	Mulla Mulla

ESTADOS AFETIVOS	ESSÊNCIAS FLORAIS
do frio, umidade	*Mimulus*
do futuro	*Mimulus,* Bluebell
do medo	*Aspen*
do mundo	*Mimulus*
do que vai ocorrer	*Aspen,* Dog Rose
do sobrenatural	Grey Spider Flower
de tentar algo novo	*Larch*
extremo	*Cherry Plum*
histeria de massa	*Rock Rose,* Dog Rose of the Wild Forces
impõe aos outros	*Vine*
indefinido, inconsciente	*Aspen, Cherry Plum*
obsessivo pelos outros	*Cherry Plum, Red Chestnut*
oculto, secreto	*Aspen*
pânico, pavor, terror	*Aspen, Rock Rose,* Grey Spider Flower
paralisador	Grey Spider Flower
pelos outros	*Red Chestnut*
profundo	*Rock Rose*
que algo terrível aconteça	*Aspen*
relacionado com vidas passadas	Green Spider Orchid
religioso	*Aspen*
sem causa aparente	*Aspen*
terror noturno	*Aspen, Rock Rose*

MELANCOLIA

com chorar difícil	*Star of Bethlehem*
crônica	*Gorse, Mustard*
de origem conhecida	*Gentian*

ESTADOS AFETIVOS	ESSÊNCIAS FLORAIS
desesperadora	*Sweet Chestnut*
devido a conflito prolongado	Mint Bush
pelos outros	*Red Chestnut*
por causa de culpa	Sturt Desert Rose
por exaustão	Old Man Banksia
por incapacidade	*Larch*
de sair da situação	Red Grevillea
por lembranças	*Honeysuckle*
por limitação física	Wild Potato Bush
por mudanças	*Walnut*
por se sentir rejeitado	Ilawarra Flame Tree
sem motivo aparente	*Mustard*
silenciosa	*Water Violet*

MELHORA

a articulação temporo-mandibular	Red Grevillea
a audição	Bush Fuchsia
a fala	Bush Fuchsia
após dormir	*Clematis*
a recepção na comunicação	Bush Gardenia
a visualização criativa	*Larch,* Boronia
com claridade, por tomar sol	Peach-flowered Tea-free
fluir energia nos meridianos	Five Corners
na primavera	Flannel Flower, Fringed Violet
no verão	Flannel Flower, Fringed Violet
o aproveitamento sexual	Wisteria
o discernimento	Angelsword

ESTADOS AFETIVOS	ESSÊNCIAS FLORAIS
o equilíbrio hormonal feminino	*Walnut,* She Oak
o sistema linfático	Bush Iris, Philotecca
os centros energéticos superiores	Bush Iris
percepção e entendimento espiritual	Dog Rose
relação mãe e filhos	Bottlebrush
relação pais-filhos-pais	Red Helmet Orchid
relacionamento com figura paterna	Red Helmet Orchid
tolerância à radioterapia	Mulla Mulla

MEMÓRIA

fraca para minúcias	*Clematis*
fraca por desconcentração	Red Lily
para muitas informações auxilia	Paw Paw
perda da	Isopogon, Yellow Cowslip Orchid
senil melhora	*Clematis,* Isopogon

MENARCA

Walnut, Bottlebrush

MENOPAUSA

Impatiens, Walnut, Bottlebrush, She Oak

ondas de calor na
Impatiens, Walnut, Mulla Mulla

depressão na
Gentian

MENTALIDADE

acelerada	Boronia
bondosa	*Centaury,* Philotecca
controladora	*Chicory,* Isopogon

ESTADOS AFETIVOS	ESSÊNCIAS FLORAIS
de mártir	*Centaury, Vervain*
depreciadora	*Vine*
de vítima	*Willow,* Southern Cross
entusiástica	*Impatiens, Vervain,* Black-eyed Susan
imatura	*Chicory,* Kangaroo Paw
julgadora	*Beech,* Yellow Cowslip Orchid
muito ativa, rápida	*Impatiens,* Black-eyed Susan
observadora	*Water Violet*
pacificadora	*Agrimony*
perseverante	*Oak*
racista	Slender Rice Flower
racionalizante	Yellow Cowslip Orchid
revolucionária	*Vervain*
sonhadora	*Clematis*
METICULOSO	*Chicory, Crab Apple, Rock Water,* Yellow Cowslip Orchid
METÓDICO	*Rock Water,* Old Man Banksia
MORALISMO rígido	*Beech, Chicory, Rock Water, Vervain, Vine*
MORTE agonia da	*Walnut,* Bottlebrush
destemor da	*Clematis, Impatiens, Vervain*

ESTADOS AFETIVOS	ESSÊNCIAS FLORAIS
medo da	*Aspen, Mimulus, Rock Rose*, Dog Rose, Grey Spider Flower
suscetível de matar	*Cherry Plum*
tendência suicida	*Cherry Plum*, Waratah
MOTIVAÇÃO	
de sobra	*Impatiens, Vervain*, Black-eyed Susan
não tem	*Gorse, Wild Rose*, Silver Princess
precisa de	*Gorse*
MOVIMENTO	
excessivo	*Impatiens*, Black-eyed Susan
lentidão de	*Star of Bethlehem*, Old Man Banksia
melhora	*Agrimony, Impatiens, Vervain*, Black-eyed Susan
piora, agrava	*Mimulus, Scleranthus*
preso	Red Grevillea
restrito	Wild Potato Bush
MUDANÇAS	
biológica; orgânica; psicológica	*Walnut*, Bottlebrush
começar de novo	*Sweet Chestnut, Walnut, Wild Rose*
na TPM	Peach-flowered Tea-tree

ESTADOS AFETIVOS	ESSÊNCIAS FLORAIS

NÃO
dificuldade de dizer — Old Man Banksia, Philotecca
não sabe dizer "não" — *Centaury*, Flannel Flower
    por acanhamento — Dog Rose
    por culpa — Sturt Desert Rose
    por medo de incomodar — Tall Mulla Mulla
    profissional que não sabe dizer — Alpine Mint Bush

NARCISISMO — *Heather, Vine*

NECESSIDADE
compulsiva de
    falar de si — *Heather*
    triunfar — *Vine*
    de aceitação — *Cerato*, Ilawarra Flame Tree

de agradar outrem — *Centaury*
de aprovação — *Cerato*
de começar de novo — *Sweet Chestnut*
de companhia — *Agrimony, Chicory, Heather*

de controlar, manipular — *Chicory*, Isopogon
de dominar — *Vine*
de dormir — *Clematis*
de ficar só — *Clematis, Water Violet*
de julgar — *Beech*, Yellow Cowslip Orchid

de impressionar — *Vervain*
de informações — *Cerato*, Hibbertia
de liberar dor profunda — Sturt Desert Pea

ESTADOS AFETIVOS	ESSÊNCIAS FLORAIS
de poder	*Chicory, Vervain, Vine*
de purificação	*Crab Apple*
de romper com tradições	*Sweet Chestnut, Walnut,* Boab
de ser a vítima	*Willow,* Southern Cross
de ser o centro	*Heather,* Gymea Lily, Hibbertia
de *status*	Gymea Lily
pacificadora	*Agrimony*
revolucionária	*Vervain*

NEGAÇÃO

da criatividade	*Larch,* Turkey Bush
da espiritualidade	Bush Iris, Pink Mulla Mulla
do aspecto feminino interior	Wisteria
dos prazeres da vida	*Rock Water*
dos sentimentos	*Agrimony,* Bluebell

NEGATIVISMO

com criticismo	*Beech,* Yellow Cowslip Orchid
inconsciente	*Sweet Chestnut*
por amargura	*Willow*
por desamor	*Holly*
por pensamentos negativos	*Red Chestnut, White Chestnut*

NOSTALGIA

pelos bons tempos	*Honeysuckle,* Sunshine Wattle

ESTADOS AFETIVOS	ESSÊNCIAS FLORAIS

OBESIDADE

aceitação do corpo	*Crab Apple*, Billy Goat Plum
compulsão por comer	*Agrimony, Cherry Plum, Wild Oat*, Boronia,
compromisso com a dieta	Wedding Bush
estimar o corpo	Five Corners
remover hábitos alimentares	*Walnut*, Boab, Bottlebrush
sensação de corpo pesado, limitado	Old Man Banksia

OBSERVAÇÃO

falta de	*Chestnut Bud, Clematis, Honeysuckle, White Chestnut*
e elaboração não tem	*Chestnut Bud*
imparcial	*Water Violet*

OBSESSÃO

com a imperfeição	*Crab Apple*
com detalhes	*Chicory, Crab Apple*
pela saúde	*Crab Apple*
pelas idéias	*Rock Water, Vervain*
pelos pensamentos repetitivos	*White Chestnut*, Boronia
pelos próprios problemas	*Heather*
por dietas, regimes	*Crab Apple, Rock Water*
por limpeza	*Crab Apple*
por outra pessoa	Boronia
por padrões	*Rock Water*
por pensamentos preocupantes	*White Chestnut*
por preocupações por outrem	*Red Chestnut*

ESTADOS AFETIVOS	ESSÊNCIAS FLORAIS
por regulamentos	*Rock Water,* Yellow Cowslip Orchid
quer converter	*Vervain*
quer impor	*Vine*
OBSTINAÇÃO	
excessiva	*Rock Water*
OCUPAÇÃO	
desejo de	*Agrimony*
melhora	*Impatiens, Vervain,* Black-eyed Susan
ÓDIO	*Holly,* Mountain Devil
após estupro	Mountain Devil, Slender Rice Flower
com hostilidade	*Holly*
não perdoa	*Beech, Willow*
por ciúmes	*Holly*
por ressentimento	*Willow*
OFENSA	
dificilmente se ofende	*Centaury*
facilmente se ofende	*Beech, Chicory, Holly, Willow*
não perdoa	*Beech, Willow*
perdoa	*Centaury*
ONICOFAGIA	
por ansiedade	Dog Rose
por medo	*Mimulus,* Dog Rose
por preocupação	*Red Chestnut*
por vício	*White Chestnut,* Boronia, Bottlebrush

ESTADOS AFETIVOS	ESSÊNCIAS FLORAIS
OPINIÃO	
alternância de	*Scleranthus*
dos outros menospreza	*Vine*
firme	*Vervain*
pede para outrem	*Cerato, Scleranthus,* Jacaranda
rígida, rigorosa	*Rock Water*
sem experiência no assunto	Freshwater Mangrove
OPORTUNIDADES	
perde na vida	*Scleranthus, Wild Oat,* Peach-flowered Tea-tree
OPRESSÃO	
por indecisão	Paw Paw
ORGULHO	
acha-se o "sabe-tudo"	*Chicory, Vervain, Vine,* Isopogon
aparenta ter	*Water Violet*
como defesa	Ilawarra Flame Tree
considera-se o melhor	*Beech, Vine,* Hibbertia
é o tal	*Beech, Vine, Water Violet,* Gymea Lily, Hibbertia
pode vir a ter	*Water Violet*
OTIMISMO	
abertura para	*White Chestnut,* Sunshine Wattle
esperançoso	*Clematis, Oak*
OUVIR	
impaciência para	*Impatiens*

ESTADOS AFETIVOS	ESSÊNCIAS FLORAIS
não consegue	*Clematis, Water Violet*
não sabe	*Beech, Heather, Vine,* Red Lily
sabe	*Agrimony, Water Violet,* Philotecca, Old Man Banksia
PACIÊNCIA	*Centaury, Clematis, Water Violet*
quase sobre-humana	*Oak*
PADRÃO	
emocional negativo quebra	Boab
familiar negativo rompe	*Centaury, Walnut,* Boab
regressivo, repetitivo	*Chestnut Bud*
rígido para si mesmo	*Rock Water*
PAIXÃO	
falta de	Bush Gardenia
PALAVRAS	
rancorosas	Pink Mulla Mulla
PÂNICO, pavor, terror	
causado por pesadelos	*Aspen, Rock Rose*
de falar em público	Grey Spider Flower
extremo; que paralisa	Grey Spider Flower
por achar que decidiu errado	Jacaranda
por incapacidade	*Elm*
PASSIVIDADE	
por apatia	*Wild Rose*
por bondade excessiva	*Agrimony, Centaury*

ESTADOS AFETIVOS	ESSÊNCIAS FLORAIS
por fraqueza do ego	*Centaury*
sem reação	*Sweet Chestnut, Wild Rose*

PENSAMENTOS

ágeis, rápidos	*Impatiens,* Black-eyed Susan
agitados	*Agrimony, Cherry Plum*
apavorantes, terríveis	*Cherry Plum*
de fracasso	*Larch*
de que é o "certo"	*Vervain*
destrutivos e negativos	*Cherry Plum, Willow*
de suicídio	*Cherry Plum*
de vingança	*Holly*
doentios, hipocondríacos	*Chicory, Heather,* Peach-flowered Tea-tree
fóbicos	*Aspen, Mimulus, Red Chestnut*
impuros	*Crab Apple*
indesejáveis	*White Chestnut,* Boronia
mais do que faz, mais que ação	*Clematis,* Red Lily
mais rápidos que a fala	*Impatiens*
muito maldosos	*Willow*
negativos remove	*White Chestnut,* Angelsword
obsessivos, repetitivos	*Red Chestnut, White Chestnut,* Boronia
oscilantes entre dois pólos	*Scleranthus*
preocupantes	*White Chestnut,* Crowea
rápidos	*Impatiens*
recidivantes	*White Chestnut*
ruins sobre os outros	Mountain Devil

ESTADOS AFETIVOS	*ESSÊNCIAS FLORAIS*
secretos	*Agrimony, Holly*
telepatia	Green Spider Orchid
PERCEPÇÃO	
ajuda a perceber o próprio poder	Southern Cross
da sexualidade emocional e espiritual	Billy Goat Plum
do outro	*Beech,* Bush Gardenia
dos espíritos da natureza	Green Spider Orchid
e entendimento espiritual	Dog Rose
espiritual profunda	Grey Spider Flower
facilita a	Bush Iris
física da sexualidade	*Crab Apple,* Billy Goat Plum
mental e espiritual reduzida	*Mustard*
nova do que fazer	Freshwater Mangrove
pelo coração e conhecer interior	Angelsword
PERDIDO	
não vê saída	*Sweet Chestnut,* Red Grevillea
PERDOAR	
difícil	*Chicory, Willow,* Dagger Hakea, Mountain Devil
não sabe	*Beech, Holly, Willow*
PERFECCIONISMO	*Rock Water*
PERSEVERANÇA	
ajuda a concluir	Jacaranda, Peach-flowered Tea-tree

ESTADOS AFETIVOS	ESSÊNCIAS FLORAIS
ajuda a persistir	*Larch,* Kapok Bush, Macrocarpa
falta de	Kapok Bush, Old Man Banksia, Peach-flowered Tea-tree
nunca desiste	*Oak*

PERSONALIDADE

arriscada	Kangaroo Paw
capacho dos outros	*Centaury*
centro das atenções	Gymea Lily
com falta de espontaneidade	Little Flannel Flower
contida, embutida	Five Corners
controladora, manipuladora	*Chicory,* Isopogon
dispersiva	Jacaranda
dominadora	*Vine*
dramatizadora	Ilawarra Flame Tree
entusiástica	*Impatiens, Vervain,* Black-eyed-Susan
falsa	*Agrimony*
imàtura, infantil	*Chicory,* Kangaroo Paw
jovial	*Agrimony*
julgadora	*Beech,* Yellow Cowslip Orchid
metódica	Old Man Banksia
pacificadora	*Agrimony*
passiva, submissa	*Centaury*
perfeccionista	*Rock Water, Vervain*
que capta energias de outrem	Fringed Violet
que dramatiza a situação	Ilawarra Flame Tree

ESTADOS AFETIVOS	ESSÊNCIAS FLORAIS
revolucionária	*Vervain*
supersticiosa	*Aspen*

PERTURBAÇÃO

interior por preocupações	*Agrimony*
por perda de pessoa querida	Red Suva Frangipani

PESAR

	Sturt Desert Pea, Tall Yellow Top
após fim de relacionamento	Boronia, Bottlebrush, Red Suva Frangipani
por culpa	*Pine,* Sturt Desert Pea
por morte de ente querido	*Honeysuckle,* Red Suva Frangipani
profundo	Pink Mulla Mulla, Sturt Desert Pea

PESSIMISMO

	Gorse, White Chestnut, Wild Rose
diante de dificuldades	*Gentian*
nada vale a pena	*Wild Rose*
quanto ao futuro	Sunshine Wattle

PRECONCEITO

adquirido	Slender Rice Flower
ajuda a superar	Freshwater Mangrove
com experiência no assunto	Slender Rice Flower
de caráter teórico, sem conhecimento	Freshwater Mangrove
racial	Slender Rice Flower
vê o negativo de outrem	*Beech,Vine,* Slender Rice Flower

ESTADOS AFETIVOS	ESSÊNCIAS FLORAIS
PREDISPOSIÇÃO	
a acidentes	Red Lily
devido à impetuosidade	*Impatiens*
PREGUIÇA	*Clematis,* Old Man Banksia
PREOCUPAÇÃO	
com a educação das crianças	Silver Princess
com bagatelas	*Crab Apple*
com detalhes	*Chicory, Crab Apple*
com envelhecimento	Peach-flowered Tea-tree
com fantasias e sonhos	*Clematis*
com impurezas	*Crab Apple*
com o que pensam de si	*Mimulus,* Crowea
com o bem-estar de outrem	*Red Chestnut, Rock Water, Vervain*
com pensamentos persistentes	*White Chestnut*
com problemas de outrem	*Chicory, Pine, Red Chestnut*
com relacionamento social	*Mimulus*
com suas necessidades	*Heather,* Kangaroo Paw
com tudo	Crowea
consigo próprio	*Heather, Chicory*
constante com a saúde	Peach-flowered Tea-tree
constante, contínua, crônica	*White Chestnut,* Crowea
egoísta e possessiva	*Chicory*
em agradar	*Centaury*
em influenciar outrem	*Vervain*
excessiva	*White Chestnut*
com a saúde	Peach-flowered Tea-tree
com entes queridos	*Chicory*

ESTADOS AFETIVOS	ESSÊNCIAS FLORAIS
com situação financeira	Sunshine Wattle
consigo mesmo	*Heather,* Peach-flowered Tea-tree
negativa pelos outros	*Red Chestnut*
oculta, secreta	*Agrimony, Holly*
por medos cotidianos	*Mimulus*
súbita	*Aspen*
PRESSA	
para tudo	*Impatiens,* Black-eyed Susan
PRESSENTIMENTO	
que algo ruim vai ocorrer	*Aspen*
PRESTATIVO	*Centaury, Oak,* Philotecca
PRETENSIOSO	*Vine,* Yellow Cowslip Orchid
PROBLEMA	
com figura da autoridade	Red Helmet Orchid
PROPENSÃO	
a acidentes	Boronia
devido à tensão interior	*Impatiens*
PROTEÇÃO	
contra perda energética	Fringed Violet
da moleira dos bebês	Fringed Violet
espiritual contra energias indesejáveis	*Crab Apple,* Angelsword
evita o colapso em doador energético	*Centaury,* Alpine Mint Bush

ESTADOS AFETIVOS	ESSÊNCIAS FLORAIS
física em rompimento da aura	*Star of Bethlehem,* Fringed Violet
previne desgaste energético	*Olive,* Alpine Mint Bush
PROTELAÇÃO, procrastinação	
adia tarefas	*Hornbeam*
age menos que pensa	*Clematis*
por adversidades	*Gentian*
por falta de energia	*Hornbeam, Olive*
por indecisão	*Scleranthus*
por medo	*Mimulus,* Dog Rose
do fracasso	*Larch*
PUBERDADE	*Walnut,* Bottlebrush
QUEIXAS	
de si mesmo	*Chicory, Crab Apple, Pine*
dos outros	*Beech, Chicory, Holly, Willow*
rabugento	*Chicory, Holly, Willow*
sem queixas	*Agrimony, Oak, Water Violet*
RACIOCÍNIO	
rápido	*Impatiens, Vine,* Black-eyed Susan
RAIVA	
com descontrole	*Cherry Plum*
demonstra	*Beech*
do mundo	*Willow,* Mountain Devil
dos outros	*Holly,* Dagger Hakea

ESTADOS AFETIVOS	ESSÊNCIAS FLORAIS
explosões violentas de guardada, reprimida	*Holly* *Willow,* Dagger Hakea, Mountain Devil
não esquece	*Willow*
não perdoa	*Beech, Holly, Willow*
passageira	*Impatiens*
por contrariedades	*Beech, Chicory, Vervain*
presa nas mandíbulas	Dagger Hakea, Mountain Devil
RAPIDEZ	*Impatiens, Vervain,* Black-eyed Susan
REBELDIA contra autoridade	Red Helmet Orchid
REJEIÇÃO de idéias novas de si mesmo	*Walnut,* Bauhinia, Boab Ilawarra Flame Tree
REJUVENESCIMENTO	*Honeysuckle,* Isopogon, Little Flannel Flower, Southern Cross, Sunshine Wattle
RELACIONAMENTO ajuda a esquecer	*Honeysuckle,* Bottlebrush, Boronia
ajuda a manter compromisso	Tall Yellow Top, Wedding Bush
com ciúmes doentios	*Chicory, Willow,* Mountain Devil
com criança interior	Little Flannel Flower

ESTADOS AFETIVOS	ESSÊNCIAS FLORAIS
conscientização do parceiro(a)	Bush Gardenia
culpa de ordem sexual	Sturt Desert Rose
desesperança de encontrar alguém	Sunshine Wattle
desinteresse em ter companheiro (a)	Bush Gardenia, Flannel Flower
difícil com o sexo oposto	Kangaroo Paw
difícil comprometimento	*Wild Oat,* Wedding Bush
dor e tristeza da separação	Sturt Desert Pea
fica vivo e duradouro	Bluebell, Flannel Flower
incapacidade de aproximação	Bush Gardenia, Flannel Flower
indecisão em ter filho	*Scleranthus,* Paw Paw
íntimo com conflito	Red Suva Frangipani
medo de doenças no	*Mimulus,* Dog Rose, Grey Spider Flower
melhora a confiança no	Flannel Flower
não consegue terminar o	Red Grevillea
não quer se comprometer	Wedding Bush
pai-criança aprofunda	Red Helmet Orchid
pais-criança adotada	Wedding Bush
pais-filhos ajuda	Little Flannel Flower
renova a paixão no	Bush Gardenia
ressentimento após separação	*Holly, Willow,* Dagger Hakea
sem medo de se ferir	Pink Mulla Mulla
sem medo de sofrer	Sturt Desert Pea
sente-se rejeitado no	Ilawarra Flame Tree

ESTADOS AFETIVOS	ESSÊNCIAS FLORAIS
término de une mãe-criança	Red Suva Frangipani Bottlebrush
RELAXAMENTO dificílimo	*Vervain,* Black-eyed Susan
RELUTÂNCIA a mudanças	*Centaury, Walnut,* Bauhinia
REPETIÇÃO de erros passados de experiências negativas passadas de padrão comportamental familiar	*Chestnut Bud* Boab Boab
REPOUSO difícil	*Agrimony, Impatiens, Vervain,* Black-eyed Susan
REPRESSÃO da criatividade na infância de necessidades de problemas, de sentimentos de si mesmo do livre-arbítrio de outrem mental rigidez com outrem	*Larch* Turkey Bush *Rock Water* *Agrimony* *Pine, Rock Water* *Vine* *Mustard* *Beech*
REPULSA sexual	*Crab Apple,* Billy Goat Plum

ESTADOS AFETIVOS	ESSÊNCIAS FLORAIS

RESERVADO
ajuda a ser — Green Spider Orchid

escasso envolvimento
emocional — *Water Violet*
esconde o cansaço — *Oak*
esconde o desespero interior — *Agrimony, Sweet Chestnut*
não diz o que deve — *White Chestnut*
não expõe seus problemas — *Scleranthus, Water Violet*
não quer muita intimidade — *Mimulus*
oculta enfermidade — *Oak*
parece orgulhoso — *Water Violet*
sofre calado — *Agrimony, Water Violet*

RESIGNAÇÃO
apática pela vida — *Wild Rose*
até exaure a vitalidade — *Wild Rose*
desiste, nem tenta — *Wild Rose,* Kapok Bush, Southern Cross

e perda da esperança — *Gorse*
por submissão — *Sweet Chestnut*

RESISTÊNCIA
a aceitar algo ou alguém — Bauhinia
diante da adversidade — Kapok Bush
mental ao trabalho — *Hornbeam*
no limite da — *Sweet Chestnut*
orgânica baixa — *Beech, Crab Apple, Walnut*
perda total da — *Wild Rose*
quase sobre-humana — *Oak, Vervain*

RESPONSABILIDADE
consciente da missão — *Vervain*
excessiva — Yellow Cowslip Orchid

ESTADOS AFETIVOS	ESSÊNCIAS FLORAIS

grande senso de	*Elm, Oak*
opressão por	*Elm,* Bottlebrush
pela saúde confere	Peach-flowered Tea-tree
peso da	*Elm,* Alpine Mint Bush
por sobrecarga	*Elm*
de informações	Paw Paw
para decidir	Paw Paw
sobrecarga de	*Elm,* Ilawarra Flame Tree

RESSENTIMENTO

	Holly, Willow, Dagger Hakea, Mountain Devil
após término de relacionamento	Dagger Hakea
com felicidade alheia	*Chicory, Holly*
com o mundo	*Willow*
com pessoas próximas	Dagger Hakea
contra familiares	Dagger Hakea
contra todos	Mountain Devil
guardado, reprimido	*Willow,* Dagger Hakea
guarda rancor	*Willow,* Mountain Devil
por ciúme, inveja	*Holly*
profundo	Sundew

RETARDO MENTAL

afetando aprendizado	*Chestnut Bud*
afetando audição ou fala	Bush Fuchsia, Green Spider Orchid
devido à pituitária	Yellow Cowslip Orchid
genético ou hereditário	Boab
por desconexão	Sundew
por trauma do nascimento	*Star of Bethlehem,* Fringed Violet

ESTADOS AFETIVOS	*ESSÊNCIAS FLORAIS*

REVELADOR
da causa emocional — Spinifex
em casos de bloqueios
    traumáticos — *Star of Bethlehem*
em pessoas ativas e dinâmicas — *Holly*
em pessoas reprimidas,
    passivas — *Wild Oat*

REVITALIZAÇÃO
da energia do terapeuta — Alpine Mint Bush

RIGIDEZ — *Beech,* Bluebell
com as pessoas — *Beech, Vine*
consigo mesmo — *Rock Water,* Hibbertia
do corpo — *Rock Water, Water Violet,* Hibbertia

física — *Vervain,* Little Flannel Flower

obsessiva — Boronia
por fanatismo — Hibbertia
por padrões familiares — Boab
por seriedade excessiva — Little Flannel Flower
por teimosia — Isopogon
por tradicionalismo — Yellow Cowslip Orchid

RIGOROSO, severo
com a dieta — *Crab Apple, Rock Water*
com outrem — *Beech, Chicory, Vervain, Vine*

consigo mesmo — *Pine, Rock Water,* Hibbertia
limita liberdade alheia — *Vine*

ESTADOS AFETIVOS	ESSÊNCIAS FLORAIS
RISCO	
de vida	*Impatiens, Rock Rose,* Black-eyed Susan
RUDEZA	*Vine,* Gymea Lily
SADISMO	
causa sofrimento a outrem	*Vine,* Rough Bluebell
SAUDADE	
dos bons tempos	*Honeysuckle*
SEGURANÇA	*Vine*
da beleza interior e exterior	Five Corners
falta de	*Larch*
para enfrentar situações	Dog Rose of the Wild Forces
SENSAÇÃO	
após pesadelos	*Aspen,* Dog Rose, Grey Spider Flower
após violência sexual	Billy Goat Plum
de abandono	*Chicory, Holly,* Tall Yellow Top
de alienação	Ilawarra Flame Tree, Sturt Desert Pea, Tall Yellow Top
de aniquilamento, destruição	*Sweet Chestnut*
de apreensão	Bottlebrush
de auto-estranheza	*Mustard*
de cabeça cheia	*White Chestnut*
de cabeça e coração separados	Isopogon, Tall Yellow Top
de calor, de pegar fogo	Mulla Mulla

ESTADOS AFETIVOS	ESSÊNCIAS FLORAIS
de caos	*Aspen, Sweet Chestnut*
de contaminação	*Crab Apple*
de corpo sujo	*Crab Apple,* Billy Goat Plum
de desgosto com o corpo	*Crab Apple,* Billy Goat Plum
de desligamento	Sundew
de dividido em dois	*Honeysuckle*
de doença	
cármica	*Gorse*
hereditária	*Gorse, Wild Rose*
de escolhido	*Vervain, Water Violet*
de falta de lar	Tall Yellow Top
de fardo nas costas	*Elm, Mimulus, Oak*
de flutuar	*Clematis*
de fracasso	*Elm, Gentian, Larch*
de frio no estômago	*Aspen*
de iminente perda do controle	Dog Rose of the Wild Forces
de impotência	*Elm, Larch*
de inadequação	*Elm,* Sturt Desert Rose, Tall Yellow Top
de incapacidade	*Elm, Hornbeam, Larch*
de incerteza	Bottlebrush
de incurabilidade	*Gorse*
de indigno	*Pine*
de influência oculta	*Walnut*
de inutilidade	*Larch,* Silver Princess
de isolamento	*Sweet Chestnut*
de liberdade	Wild Potato Bush

ESTADOS AFETIVOS	ESSÊNCIAS FLORAIS
de mãos e pés frios	*Clematis*
de mártir	Southern Cross
de medo	Crowea
de menosprezo	*Chicory, Willow*
de não pertencer	
a este planeta	Tall Yellow Top
a nada	Tall Yellow Top
de não se comprometer	Wedding Bush
de "noite negra da alma"	Waratah
de "nuvem negra"	*Mustard*
de opressão intelectual	Hibbertia
de paralisia por medo	Grey Spider Flower
de pavor, pânico, terror	*Rock Rose,* Grey Spider Flower
de perdido	*Sweet Chestnut, Wild Oat,* Silver Princess
em outras terras	Tall Yellow Top
de perseguição	*Mustard*
de peso no corpo	Old Man Banksia
de que algo está errado	Crowea
de que o pior acontecerá	*Red Chestnut*
de queimadura	Mulla Mulla
nos olhos	*Hornbeam*
de rejeição imaginária ou real	Ilawarra Flame Tree
de repugnância corporal	Billy Goat Plum
de sair do corpo	*Clematis*
de segunda-feira	*Hornbeam*
de ser criticado	Mountain Devil
de ser pouco amado	*Holly*
de "soco no estômago"	*Rock Rose*

ESTADOS AFETIVOS	ESSÊNCIAS FLORAIS
de solidão	*Agrimony, Sweet Chestnut*
de tontura, vertigem	*Clematis, Scleranthus,* Bush Fuchsia
de vazio	*Sweet Chestnut,* Silver Princess
na cabeça	*Clematis*
no coração	Tall Yellow Top
de vida ameaçada	Fringed Violet, Grey Spider Flower
de vítima, injustiçado	*Chicory, Willow,* Southern Cross, Spinifex
do coração parar de bater	*Rock Rose*
promove de alívio e bem-estar	Crowea
que a vida é um fardo nas costas	*Mimulus*
que irá esmorecer	*Elm*

SENSIBILIDADE

a brigas, controvérsias	*Agrimony, Mimulus*
à crítica	Red Grevillea
à desordem	*Crab Apple*
a influências, opiniões	*Agrimony, Centaury, Cerato*
à ingratidão	*Chicory*
à injustiça	*Chicory, Vervain*
a ofensas	*Beech, Chicory, Holly, Willow*
ao frio, ao ruído, à rudeza	*Mimulus*
ao toque físico desenvolve	Flannel Flower
aos problemas alheios	*Red Chestnut*

ESTADOS AFETIVOS	ESSÊNCIAS FLORAIS
artística	*Agrimony, Clematis, Vervain,*
a ruídos, sons	*Clematis, Mimulus*

SENTIMENTO

ajuda a compartilhar o	Flannel Flower
bloqueado	*Rock Water,* Bluebell
de abandono, desamparo	*Chicory, Holly, Wild Rose,* Tall Yellow Top
de amargura	*Willow,* Southern Cross
de culpa	*Pine,* Sturt Desert Rose
sexual	*Crab Apple, Pine,* Sturt Desert Rose
de desamparo, desproteção	*Sweet Chestnut*
de desânimo e desespero	*Gentian, Mustard*
de dever	*Oak*
de inadequação	*Elm*
na gravidez	She Oak
de inferioridade	*Beech, Larch, Pine*
de injustiçado	*Willow,* Southern Cross
de isolamento	Tall Yellow Top
de limitação física	Wild Potato Bush
de mágoa, de ódio,	
de ofendido	*Holly*
de melancolia	*Mustard*
de nada resta a fazer	*Sweet Chestnut*
de opressão por	
responsabilidade	*Elm,* Bottlebrush
de perda, pesar	Sturt Desert Pea
de perdido em terras estranhas	Tall Yellow Top

ESTADOS AFETIVOS	ESSÊNCIAS FLORAIS
de que "sexo é sujo"	*Crab Apple, Pine,* Billy Goat Plum
de rejeição afetiva	Ilawarra Flame Tree
de responsabilidade por erros de outrem	*Pine*
de revolta	*Holly,* Mountain Devil
com pessoas chegadas	Dagger Hakea
de ser indesejada	*Chicory*
de sexo como pecado	*Pine*
de sobrecarga	Wild Potato Bush
de subserviência	*Centaury*
de vazio	*Sweet Chestnut, Wild Rose,* Silver Princess
no coração	Tall Yelow Top
de vergonha do corpo	*Crab Apple,* Billy Goat Plum
de "vítima de doenças"	*Willow,* Spinifex
fechado por preconceitos	Freshwater Mangrove
humanitário	*Elm, Vervain, Rock Water*
que a vida é injusta	*Willow*
suicida	Waratah
SERIEDADE	
excessiva	*Vervain, Rock Water,*
transmuta em descontração	Little Flannel Flower
SEVERIDADE	
com outrem	*Beech, Vine*
consigo mesmo	*Rock Water,* Hibbertia
SEXUALIDADE	
ajuda a viver o momento	Red Lily

ESTADOS AFETIVOS	ESSÊNCIAS FLORAIS
culpa sexual	*Pine,* Sturt Desert Rose
é sentida como pecado	*Pine*
é uma "coisa suja"	*Crab Apple,* Billy Goat Plum
ejaculação precoce	*Larch,* Macrocarpa, Sturt Desert Rose
esgotamento sexual fácil	Black-eyed Susan, Banksia Robur
excessiva	Bush Iris
facilita a intimidade sexual	Flannel Flower, Wisteria
falta de poder de sedução	Five Corners
frigidez	Bush Gardenia, Billy Goat Plum, Flannel Flower, Wisteria
hipoespermia	*Larch,* Flannel Flower
impotência sexual	*Larch,* Wisteria
por culpa	Sturt Desert Rose
limitação física na	Wild Potato Bush
medo de AIDS	*Rock Rose,* Grey Spider Flower
medo de doença venérea	*Mimulus,* Dog Rose
medo de estupro	Dog Rose, Grey Spider Flower, Flannel Flower, Fringed Violet, Wisteria
melhora o aproveitamento sexual	Wisteria
preocupação em fazer o certo	Crowea
suaviza o toque sensual ou sexual	Flannel Flower

ESTADOS AFETIVOS	ESSÊNCIAS FLORAIS
trauma por abuso sexual, estupro	*Star of Bethlehem,* Fringed Violet
em crianças	Flannel Flower, Fringed Violet, Sturt Desert Rose, Wisteria
em homens	Flannel Flower, Fringed Violet
em mulheres	Fringed Violet, Wisteria

SINTONIA

com o Eu Superior	*Agrimony,* Paw Paw
social	*Water Violet*

SOBRECARGA

assoberbados, sobrecarregados	Paw Paw
por mudanças na vida	Bottlebrush
por deveres e responsabilidades	*Elm,* Bottlebrush

SOCIABILIDADE

anti-social	Kangaroo Paw
falta de	Flannel Flower, Kangaroo Paw
em grupo	Slender Rice Flower, Tall Yellow Top
isola-se dos demais	*Water Violet*
medo de sociabilizar-se	Tall Mulla Mulla

SOFRIMENTO

até o limite	*Sweet Chestnut*
calado	*Agrimony, Water Violet*
pelos entes amados	*Red Chestnut*

ESTADOS AFETIVOS	*ESSÊNCIAS FLORAIS*
pelos erros	*Pine*
quando só	*Heather*
sem causa	*Holly*
SOLIDÃO	*Water Violet,* Tall Yellow Top
como fuga	*Agrimony*
difícil descer do pedestal da	*Water Violet*
e isolamento	Tall Yellow Top
gosta de	*Clematis, Impatiens, Water Violet*
medo de	*Chicory, Heather, Mimulus,* Dog Rose
não gosta de	*Agrimony, Chicory, Heather, Mimulus*
para evitar conflito	Tall Mulla Mulla
para evitar interação pessoal	Yellow Cowslip Orchid
por acanhamento ou medo	*Mimulus,* Dog Rose
por medo de se ferir	Pink Mulla Mulla
porque é intolerável	*Beech, Heather, Willow*
sentimento total de	*Sweet Chestnut*
solitário por ser incômodo	*Heather*
SOLIDARIEDADE	
desejo de	*Chicory, Heather*
falta de	*Beech, Vine*
SOMATIZAÇÃO	
acne	*Crab Apple*, Billy Goat Plum, Five Corners, Spinifex

148

ESTADOS AFETIVOS	ESSÊNCIAS FLORAIS
alergias	*Crab Apple,* Dagger Hakea
anel sódico	Isopogon, Tall Mulla Mulla
após	
ataque cardíaco	Black-eyed Susan, Bush Fuchsia
trauma craniano	Bush Fuchsia
artropatias	*Holly, Willow,* Mountain Devil, Sunshine Wattle
asma	*Crab Apple, Pine,* Grey Spider Flower
ataque cardíaco	Bluebell, Old Man Banksia
bronquite	*Crab Apple,* Sturt Desert Pea
cálculos	*Crab Apple,* Dagger Hakea
cansaço	*Olive,* Banksia Robur, Macrocarpa
cardíaca	*Chicory, Impatiens,* Bluebell
catapora	Billy Goat Plum
claudicação	*Clematis, Scleranthus,* Old Man Banksia
coceira	*Crab Apple,* Billy Goat Plum
constipação intestinal	*Chicory, Larch,* Bottlebrush
coordenação motora	*Chestnut Bud, Clematis*
deficiência mental	*Chestnut Bud*
de frustração	Wild Potato Bush
degeneração do tecido	
conjuntivo	*Hornbeam*

ESTADOS AFETIVOS	ESSÊNCIAS FLORAIS
desgaste físico	*Olive,* Old Man Banksia
desmaio	*Clematis*
desregulação hormonal	*Walnut,* She Oak
de trauma muscular	*Elm,* Crowea
de trauma tendíneo	Crowea
diarréia	*Crab Apple*, Black-eyed Susan
dificuldades respiratórias	Sturt Desert Pea
disfagia	*Star of Bethlehem*
dislexia	Bush Fuchsia
dismenorréia	*Walnut,* She Oak
distensão muscular	*Vervain*
dor	*Impatiens,* Bottlebrush
súbita por tensão nervosa	*Impatiens*
dor de cabeça	*Vervain, White Chestnut,* Black-eyed Susan
acima dos olhos	*White Chestnut*
frontal	*White Chestnut*
depois de forçar a visão	*Hornbeam*
dor de estômago	*Aspen, Impatiens*
dor de origem traumática	Pink Mulla Mulla
dor e ferimento profundo	Sturt Desert Pea
dor física sem causa aparente	Dog Rose of the Wild Forces
dores	*Impatiens*
ardentes	Spinifex
migratórias	*Scleranthus,* Jacaranda
nos olhos	*White Chestnut, Vervain*
reumáticas	Sturt Desert Pea
eczema	Billy Goat Plum, Bush Iris

ESTADOS AFETIVOS	ESSÊNCIAS FLORAIS
ejaculação precoce	*Larch,* Macrocarpa, Sturt Desert Rose
elefantíase	Bush Iris
emagrecimento	*Star of Bethlehem*
endurecimento corporal	Hibbertia
enfraquecimento	
do timo	Ilawarra Flame Tree
ósseo	Hibbertia
enjôo de viagem	*Scleranthus,* Bush Fuchsia
enurese	*Cherry Plum*
epilepsia	Bush Fuchsia
erupções	*Crab Apple, Impatiens,* Billy Goat Plum
esgotamento nervoso	*Hornbeam,* Old Man Banksia
esterilidade	*Clematis,* She Oak, Turkey Bush
fala	
fraca	*Wild Rose*
sem clareza	*Larch,* Bush Fuchsia
falta de apetite	*Star of Bethlehem*
febre do feno	Bush Iris, Dagger Hakea, Fringed Violet
flatulência	*Star of Bethlehem,* Bottlebrush
frigidez	Billy Goat Plum
gagueira	*Mimulus, Rock Rose,* Bush Fuchsia
gestos desencontrados, espasmódicos	*Scleranthus*

ESTADOS AFETIVOS	ESSÊNCIAS FLORAIS
ginecológica	*Chicory,* She Oak
gota	*Crab Apple*
hematúria	*Beech*
hérnia de hiato	Jacaranda
herpes	*Crab Apple,* Spinifex
hipercolesterolemia	*Crab Apple,* Bottlebrush
hipertensão	*Impatiens, Vervain,* Black-eyed Susan
impotência sexual	*Larch*
indigestão	*Beech, Impatiens*
indisposição	Crowea
inchação	Bush Iris
incompetência ileocecal	Bauhinia, Red Grevillea
inflamações	*Beech, Impatiens,* Billy Goat Plum
irritações na pele	*Impatiens*
lipotimia	*Clematis,* Bush Fuchsia
má digestão	*Impatiens,* Black-eyed Susan, Crowea
manchas	*Crab Apple,* Billy Goat Plum
mãos, pés frios	*Clematis*
melhora o tônus muscular na ATM	*Elm,* Crowea / Red Grevillea
obesidade	*Agrimony, Cherry Plum,* Old Man Banksia
odor corporal	*Crab Apple*, Bush Iris
olheiras	*Gorse*
olhos cansados, irritados	*Hornbeam*

ESTADOS AFETIVOS	ESSÊNCIAS FLORAIS
ombros caídos	*Centaury,* Dog Rose
ondas de calor	*Impatiens, Walnut,* Mulla Mulla, She Oak
otite crônica	Bush Fuchsia
ouvido interno	*Scleranthus*
palidez	*Centaury, Clematis, Gorse*
problemas auditivos	*Clematis*
problemas na visão	*Clematis*
prostatite	*Aspen*
psoríase	*Crab Apple,* Billy Goat Plum, Spinifex
pupilas desiguais; pupilas dilatadas	Fringed Violet
ranger de dentes	*White Chestnut,* Dog Rose, Red Grevillea
refluxo esofágico	Jacaranda
regula o ácido clorídrico	Crowea
regula o relógio biológico	Bush Iris
ressaca	*Hornbeam*
retardo mental	*Chestnut Bud,* Bush Fuchsia
rigidez física	*Rock Water,* Little Flannel Flower
salivação intensa	*Beech, Scleranthus*
secreções	*Crab Apple*
sede intensa	*Beech*
sintomas alternantes	*Scleranthus*
sonambulismo	*Aspen*
stress	*Impatiens,* Black-eyed Susan

ESTADOS AFETIVOS	ESSÊNCIAS FLORAIS
surdez	*Rock Rose*
temperatura variável	*Scleranthus*
tensão corporal	*Vervain, Vine,* Hibbertia
tensão maxilar	*Beech, White Chestnut*
tensão na garganta	*Star of Bethlehem*
tensão na nuca	*Impatiens,* Black-eyed Susan
tensão nas costas	*Centaury, Elm*
tensão nas mãos	*Beech*
terçol	*Walnut*
torque dural	Tall Yellow Top
tremores	*Aspen, Beech*
tumores	*Crab Apple*
urticária	*Crab Apple,* Billy Goat Plum
varizes	*Hornbeam*
vertigem	*Clematis, Scleranthus,* Bush Fuchsia
zumbido	Bush Fuchsia

SONHO

acordado	*Clematis,* Red Lily, Sundew
ajuda a lembrar	Bush Fuchsia, Bush Iris, Isopogon, Sundew
pesadelos	*Aspen, Rock Rose,* Green Spider Orchid, Grey Spider Flower
associados com o passado	Green Spider Orchid
de origem desconhecida	Grey Spider Flower
sonhos idealistas	*Clematis*

ESTADOS AFETIVOS	*ESSÊNCIAS FLORAIS*
terror noturno	*Aspen, Rock Rose,* Grey Spider Flower

SONO

demasiado	Red Lily
desperta por pensamentos	*White Chestnut*
desperta rudemente do profundo	Crowea
fala durante o	*Aspen*
gosta muito de dormir	*Clematis*
não reparador	*Hornbeam*
necessidade de	*Olive*
pesadelos	*Aspen, Rock Rose,* Dog Rose
causados por vidas passadas	Green Spider Orchid
que afetam a mente	Dog Rose, Grey Spider Flower
range os dentes durante o	*White Chestnut,* Dagger Hakea, Mountain Devil
sonambulismo	*Aspen*

SUBMISSÃO — *Centaury,* Philotecca

SUICÍDIO

ameaça de	*Rock Rose*
incapaz de	*Sweet Chestnut*
risco de	*Cherry Plum*
sob tensão	*Mimulus*

SUSCETÍVEL

a acidentes	*Clematis, Impatiens,* Jacaranda
a desistir	Kapok Bush

ESTADOS AFETIVOS	ESSÊNCIAS FLORAIS
a influências	*Centaury, Cerato, Chestnut Bud*
à perda do controle	*Cherry Plum,* Dog Rose of the Wild Forces

TEIMOSIA

para controlar	*Chicory,* Isopogon
para manipular	*Vine,* Rough Bluebell
por preconceito	Freshwater Mangrove
por resistência ao novo	*Rock Water,* Bauhinia

TEMPO

passa depressa	*Impatiens,* Black-eyed Susan
perde na vida	*Cerato, Larch,* Peach-flowered Tea-tree
por inconstância	*Wild Oat*
por indecisão	*Scleranthus*
por inexperiência	*Chestnut Bud*

TENDÊNCIA

a acidentes	*Impatiens,* Black-eyed Susan
à crítica	Yellow Cowslip Orchid
a desistir facilmente	Kapok Bush
a emoções negativas	*Willow*
a envolver-se com a doença	Peach-flowered Tea-tree
à magia, ao misticismo	*Star of Bethlehem*
à vulnerabilidade	Fringed Violet
ao colapso nervoso	*Vervain*
ao desmaio	*Clematis*

ESTADOS AFETIVOS	ESSÊNCIAS FLORAIS
ao suicídio	*Cherry Plum, Sweet Chestnut,* Waratah
ao tédio	Peach-flowered Tea-tree
hipocondríaca	Peach-flowered Tea-tree

TENSÃO

constante	*Impatiens*
excessiva	*Vervain, White Chestnut*
extrema	*Cherry Plum*
interior	*Beech, Impatiens, Vine*
devido à irritabilidade	*Impatiens*
mental	*Agrimony*
no ato sexual	Wisteria
no corpo	*Vervain, Water Violet*
nos músculos; nas juntas	*Rock Water, Vervain*
por discórdia	*Agrimony*

TERCEIRA IDADE

falta de expressão física do amor	Wild Potato Bush
falta de poder de sedução	Five Corners

TERROR NOTURNO — *Aspen, Rock Rose*

TIMIDEZ, vergonha — *Mimulus,* Billy Goat Plum, Philotecca

e insegurança	Dog Rose
por falta de auto-estima	Five Corners
por falta de confiança	*Larch,* Dog Rose
ruboriza-se, gagueja	*Mimulus*

TOLERÂNCIA

falta total de	*Beech*

ESTADOS AFETIVOS	ESSÊNCIAS FLORAIS
TORMENTO	
íntimo, secreto	*Agrimony*
TRABALHO	
faz mais que o necessário	*Centaury*
TRANSMUTAÇÃO	
de ódio em amor, compaixão, perdão	*Holly,* Mountain Devil
de orgulho em humildade	*Vine,* Slender Rice Flower
de passado em aprendizado	*Honeysuckle,* Bottlebrush
de pessimismo em otimismo	Sunshine Wattle
de raiva, ressentimento em amor	*Willow,* Mountain Devil
de seriedade em descontração	Little Flannel Flower
TRANSTORNOS	
após aborto	*Star of Bethlehem, Wild Rose*
pelo calor, pelo fogo	Mulla Mulla
pelo desgosto de envelhecer	*Honeysuckle*
por abuso em crianças	Little Flannel Flower
por abuso sexual	*Aspen, Star of Bethlehem,* Wisteria
em crianças	*Star of Bethlehem,* Flannel Flower, Fringed Violet, Wisteria
em homens	Flannel Flower, Fringed Violet
em mulheres	Fringed Violet, Wisteria
por acontecimento inesperado	*Star of Bethlehem,* Fringed Violet

ESTADOS AFETIVOS	ESSÊNCIAS FLORAIS
por acontecimentos do passado	*Honeysuckle*
por adversidades	*Gentian, Willow*
por agressão	
física	Flannel Flower, Fringed Violet
sexual	*Aspen, Star of Bethlehem,* Wisteria
por amargura, ressentimento	*Willow*
por ambições indefinidas	*Wild Oat*
por angústia extrema	*Sweet Chestnut*
por ansiedade	*Agrimony, Vervain*
por ansiedade pelos outros	*Red Chestnut*
por brigas, discussões	*Agrimony*
por causa da menopausa	*Walnut,* Mulla Mulla, She Oak
por ciúmes	*Chicory, Holly, Willow,* Mountain Devil
por compaixão, pena	*Pine*
por contrariedades	*Beech, Chicory, Impatiens, Vervain*
por corte, incisão, cicatriz	Slender Rice Flower
por crenças sexuais adquiridas	Wisteria
por decepção	*Beech, Star of Bethlehem*
de amor	*Honeysuckle, Star of Bethlehem, Walnut*
por desânimo	*Gentian*
por desinteresse	*Clematis, Honeysuckle, Mustard, Olive, White Chestnut, Wild Rose*
por desprezo, rejeição	*Chicory, Holly, Willow*

ESTADOS AFETIVOS	ESSÊNCIAS FLORAIS
por dúvida da capacidade	*Cerato*
por erros repetidos	*Chestnut Bud*
por esforços excessivos	*Oak, Vervain*
por esgotamento	*Hornbeam, Olive,* Banksia Robur, Macrocarpa
por estar preso no passado	Sunshine Wattle
por experiências negativas passadas	*Larch*
por ferida profunda	Pink Mulla Mulla
por fracassos	*Elm, Gentian, Gorse*
por frustração e restrição profissional	*Gorse, Holly, Impatiens* Wild Potato Bush *Wild Oat*
por impaciência	*Impatiens,* Black-eyed Susan
por inconstância profissional	*Oak, Wild Oat*
por indecisão	*Cerato, Gentian, Gorse, Hornbeam, Scleranthus, Wild Oat*
por ingratidão	*Chicory*
por injustiça	*Chicory, Scleranthus, Vervain*
por intolerância	*Beech*
por inveja	*Chicory, Holly, Willow,* Mountain Devil
por irritabilidade	*Impatiens*
por lembranças, recordações	*Honeysuckle, White Chestnut*
por mágoa	*Centaury, Willow,* Sturt Desert Pea

ESTADOS AFETIVOS	ESSÊNCIAS FLORAIS
por má notícia	*Star of Bethlehem,* Fringed Violet
por maus-tratos	*Beech*
por medos	*Aspen, Cherry Plum, Mimulus, Red Chestnut, Rock Rose*
por morte de ente querido	*Honeysuckle, Star of Bethlehem, Sweet Chestnut*
por mudanças na vida	*Walnut,* Bottlebrush
por nostalgia	*Honeysuckle*
por novidades	*Rock Rose,* Bauhinia
por ódio	*Beech, Holly, Willow*
por orgulho, arrogância	*Vine, Water Violet*
por pena, pesar	*Pine,* Sturt Desert Rose
por perda de emprego	*Gentian*
por perdas afetivas	*Honeysuckle, Star of Bethlehem,* Fringed Violet, Red Suva Frangipani, Sturt Desert Pea
por pesadelos	*Aspen, Rock Rose*
por pessimismo	*Larch*
por possessividade	*Chicory, Heather*
por pressão, tensão	*Cherry Plum*
por queimadura	Mulla Mulla
por radioterapia	Fringed Violet, Mulla Mulla
por raiva	*Holly, Willow,* Mountain Devil
por rancor, ressentimento	*Chicory, Holly, Willow,* Mountain Devil

ESTADOS AFETIVOS	ESSÊNCIAS FLORAIS
por rejeição	Tall Yellow Top
por separação	*Honeysuckle, Star of Bethlehem,* Red Suva Frangipani, Sturt Desert Pea
por ser dominado	*Centaury, Walnut,* Boab
por sofrimento antigo	*Olive* Pink Mulla Mulla
por solidão	*Chicory, Heather, Impatiens, Mimulus, Water Violet*
por sustos	*Rock Rose, Star of Bethlehem,* Fringed Violet
por tortura mental	*Agrimony, Cherry Plum, Sweet Chestnut*
por trabalho inadequado	*Wild Oat*
por trauma do nascimento	*Star of Bethlehem, Walnut,* Fringed Violet
sexual	Billy Goat Plum, Flannel Flower
por violência	*Aspen, Star of Bethlehem,* Billy Goat Plum
em homens	Flannel Flower, Fringed Violet
em mulheres	*Aspen,* Fringed Violet, Wisteria
por visão apavorante	*Star of Bethlehem,* Fringed Violet

ESTADOS AFETIVOS	ESSÊNCIAS FLORAIS
TRAUMA, choque	Dog Rose of the Wild Forces, Fringed Violet
antigo	*Star of Bethlehem,* Fringed Violet, Pink Mulla Mulla
de guerra	Fringed Violet
com mutilação	Wild Potato Bush
do nascimento	*Star of Bethlehem,* Fringed Violet
emocional devido à radioterapia	Mulla Mulla
em terminações nervosas	*Star of Bethlehem,* Spinifex
energético	*Star of Bethlehem*
pelo passado	*Star of Bethlehem,* Bottlebrush
por calor, fogo ou queimadura	Mulla Mulla
por ciúmes	*Chicory,* Fringed Violet
por risco de vida	*Sweet Chestnut*
por violência sexual	Billy Goat Plum
em homens	Flannel Flower, Fringed Violet
em mulheres	*Aspen,* Fringed Violet, Wisteria
que impede a criatividade	Turkey Bush
TRISTEZA	
chorar difícil	Sturt Desert Pea
por má notícia	*Star of Bethlehem*
sem esperança	*Wild Rose*
VAIDADE	
julga-se superior	*Vine,* Slender Rice Flower

ESTADOS AFETIVOS	ESSÊNCIAS FLORAIS

preocupa-se só consigo — *Heather,* Kangaroo Paw
quer adoração — *Vine,* Gymea Lily
quer parecer ser bom — Hibbertia
quer ser notado — Ilawarra Flame Tree

VAMPIRISMO
deixa-se sugar — *Centaury,* Fringed Violet

VESTUÁRIO
sem cor e sem vida — Five Corners

VIAGEM ASTRAL
perturbação física na — Crowea

VÍCIO
crise de abstinência — Mint Bush, Dog Rose of the Wild Forces

de açúcar e chocolates — Peach-flowered Tea-tree
devido à auto-sabotagem — Five Corners
em adquirir conhecimento — Hibbertia
para anestesiar sentimentos — *Agrimony*
para compromisso com tratamento — Wedding Bush
por culpa — *Pine,* Sturt Desert Rose
por depressão — *Gentian,* Waratah
por desespero — *Sweet Chestnut*
por incapacidade — *Larch*
por padrão familiar — Boab
por ser vítima — *Willow,* Southern Cross

VIDA
em um mundo de fantasia — *Clematis*
é uma desolação — Sunshine Wattle

ESTADOS AFETIVOS	ESSÊNCIAS FLORAIS

é uma rotina — *Hornbeam*
materialista — Bush Iris
mental obsessiva — *White Chestnut*
não encontra o sentido na — Silver Princess
no passado — *Honeysuckle*
racional — Isopogon
rotineira — *Hornbeam,* Bottlebrush
sem prazer — *Olive*

VINGANÇA — *Holly*

VISUALIZAÇÃO CRIATIVA
melhora a — Boronia
torna efetiva a — Bush Iris

VITALIDADE
aumenta a — Five Corners, Macrocarpa
drenada — *Centaury*
exaurida — *Wild Rose*
falta de — *Clematis*

VONTADE
de liberação — Kapok Bush
de se suicidar — Waratah
falta para persistir — Peach-flowered Tea-tree
férrea — *Oak, Vervain*
fraca — *Centaury,* Kapok Bush
muita força de — *Oak, Vine*

Orientações para a Prescrição Floral

Q uando tomamos conhecimento das virtudes curativas de cada flor, temos vontade de fazer um grande buquê e tomar quase todas elas, porque nos identificamos com muitas de suas propriedades curativas. Acontece que a auto-análise e a auto-avaliação terapêutica, visando o autodiagnóstico e a autoprescrição ou a automedicação, é muito difícil, porque existe um grande comprometimento emocional, razão pela qual até para parentes ou pessoas muito próximas não é muito fácil selecionar as essências florais adequadas. É bem aquilo que Saint Exupéry diz no seu maravilhoso livro *O Pequeno Príncipe*: "Se você consegue julgar a si mesmo, você é um sábio."

Nós sabemos que o melhor a se fazer é nos submetermos a uma terapia homeopática e floral para atingir o equilíbrio tão necessário a fim de que possamos passar mais equilíbrio e harmonia para os nossos semelhantes, razão pela qual estou de pleno acordo com o nosso querido Mestre Jesus, quando sabiamente disse: "Médico, cura-te a ti mesmo."

Depois da apresentação de todos os estados afetivos, emocionais ou mentais e de todas as condições físicas, características e constitucionais, que devem ser lidos e relidos e, à medida que forem acontecendo os atendimentos e, mesmo durante o atendimento ou durante o relaxamento, deve-se ir fazendo a repertorização dos estados afetivos que constituem os sintomas, a fim de se selecionar uma flor básica e, se necessário, outras flores complementares para se apor à totalidade sintomática da personalidade psicossomática em questão.

Fazendo uso do espírito de observação imparcial, deve-se ouvir os relatos da pessoa na íntegra. E, com a máxima sensibilidade, complementar toda a narrativa para se fazer um quadro completo dos sintomas e estados físicos ou emocionais que constituem a totalidade sintomática a ser considerada para a prescrição, pois eles representam a desarmonia da energia vital que levará ao desequilíbrio e às enfermidades.

Uma série completa de sintomas devem ser levados em consideração fazendo-se uma hierarquização em ordem decrescente de importância. A hierarquia dos sintomas deve ser considerada para se diagnosticar em primeiro lugar o remédio floral que abarca a maioria dos sintomas do paciente, o remédio básico, constitucional ou estrutural que, quando selecionado, o que ocorre na minoria dos casos clínicos, já pode ser prescrito isoladamente, pois corresponde ao remédio do paciente, que abarca a sua totalidade sintomática, todos os sintomas característicos que são peculiares a cada personalidade.

O ideal, sempre que possível, é passar uma essência de cada vez para uma maior e melhor ação; mas, se necessário, pode-se fazer uma composição floral que, tal qual uma composição musical, abranja todos os sintomas característicos e peculiares da personalidade a ser individualizada e medicada, visando sempre o equilíbrio mental, emocional, espiritual e físico.

A seguir, são detectados os outros remédios florais que são chamados de complementares e que podem ser utilizados numa composição floral, junto com o remédio de base ou estrutural, como se fosse um buquê de flores ou uma linda composição musical, que levará a pessoa ao equilíbrio da energia vital e ao estado de saúde que é o estado original ou natural do ser humano. Na tomada do caso, é quase impossível detectar o remédio estrutural que abraça todos os estados afetivos e característicos da pessoa na sua totalidade e, quando isso ocorre, o caminho da melhora ou da cura será o mais rápido possível, pois a harmonia da energia vital se estabelecerá.

Para exemplificar, existem sintomas análogos ou semelhantes, que abrangem os mesmos remédios. Comparando-se **COMPLEXO de culpa** e **SENTIMENTO de culpa** veremos que estes sintomas são cobertos pelas mesmas flores: *Pine* e **Sturt Desert Rose**. Para fins de prática, considera-se apenas um desses sintomas que melhor represente o estado emocional e físico do paciente.

Portanto, deve-se selecionar os estados emocionais em desequilíbrio, pesquisar para ver se existem causas mais profundas como etiologias desses sintomas, cruzar e comparar os sintomas análogos ou semelhantes, determinar o sintoma ou os sintomas desencadeantes da enfermidade, os quais estão no estado afetivo ou no sintoma **Transtornos**, que representam os fatores emocionais, os choques ou traumas que atingem e desequilibram a pessoa, que causam e desencadeiam energeticamente o desequilíbrio psicossomático, ocasionando alterações, disfunções, indisposições e as somatizações que constituem as enfermidades mentais e orgânicas.

E é preciso conferir se o remédio estrutural selecionado e os remédios complementares também abrangem as doenças ou somatizações, que podem ser os sintomas mais incomodativos ao paciente, pois representam os sintomas corporais ou orgânicos que levam a pessoa ao sofrimento corretivo de suas instabilidades afetivas, emocionais e espirituais.

Muitas vezes se faz necessário apor uma flor que abra o caminho para a medicação que irá fazer desabrochar a personalidade. É o que acontece em casos confusos ou em casos que parecem necessitar de muitos remédios ou quando não há reação ou resposta ao tratamento preconizado. Nesse caso, deve-se utilizar por duas semanas algumas flores que irão abrir o quadro clínico de sintomas, revelando a causa ou causas emocionais a serem medicadas como:

Star of Bethlehem, no caso de bloqueios por seqüelas de trauma orgânico ou psicológico;

Holly, no caso de pessoas ativas, intensas e dinâmicas;

Wild Oat, para o de pessoas fracas, desanimadas, passivas ou reprimidas;

Rock Water, para quem não sente os efeitos das essências florais ou é resistente à terapia floral;

Gorse, no início de tratamento em pacientes com enfermidades crônicas, prolongadas ou hereditárias, e

Spinifex, do bush australiano, para abrir o caminho para uma prescrição mais eficiente e para a pessoa se conscientizar melhor da mensagem revelada pela enfermidade.

Essas flores visam tornar o quadro clínico e a totalidade sintomática mais clara e, inclusive, mais fácil de se realizar a prescrição curativa, que ajudará a pessoa a contatar o seu Eu Superior e atingir os elevados fins da existência de sua alma ou os verdadeiros desígnios para sua missão na sua existência terrena.

As Fórmulas Combinadas

De repente, a pessoa precisa de uma medicação urgente para uma determinada situação ou fase da vida que está atravessando, e na qual precisa contar com o apoio energético das essências florais.

O Dr. Edward Bach também foi o primeiro a elaborar uma fórmula floral combinada e o fez para todas as situações, em especial para situações de emergência, que tem como função aliviar o sofrimento até que a pessoa possa receber o socorro médico adequado. E essa maravilhosa fórmula é o *Rescue Remedy*, o remédio de resgate ou de socorro, que todas as pessoas podem trazer consigo para usar em qualquer situação emergente, orgânica ou emocional, da mais leve à mais grave. O *Rescue*, como é mais popularmente conhecido, é um remédio que, quando combinado com outro, potencializa a ação da outra essência floral. É composto dos seguintes florais: *Clematis, Cherry Plum, Impatiens, Rock Rose* e *Star of Bethlehem*, que têm uma amplitude de ação muito importante. Senão vejamos:

Clematis: para a sensação de ausência, de confusão mental, de tontura, de desmaio ou de inconsciência;

Cherry Plum: para a perda de controle, de juízo e da razão, para o descontrole emocional e orgânico;

Impatiens: para impaciência, irritabilidade, tensão mental ou física;

Rock Rose: para o medo intenso, pânico, pavor ou terror;

Star of Bethlehem: para qualquer choque ou trauma orgânico ou mental.

Por ser um remédio composto, tem uma ação ampla e abrangente, que é a somatória das ações dinâmicas das flores que o compõem. Enquanto que, para as outras essências individuais ou associadas na composição floral, a recomendação geral é tomar 4 gotas sublinguais 4 vezes ao dia, ou seja, antes das refeições e ao se deitar, no caso do *Rescue*, como é um remédio de socorro ou de emergência, a tomada pode variar de acordo com a necessidade; mas, em geral é 4 gotas sublinguais a cada 15 minutos ou a cada meia hora, até apresentar uma melhora e, a seguir, quatro vezes ao dia, segundo orientação.

E o nosso querido Ian White, criador das Essências Florais do Bush Australiano, também desenvolveu várias fórmulas de essências combinadas para as mais variadas situações. A seguir, apresentamos algumas delas, que consideramos as mais usuais e as mais importantes:

Abund Essence
É a chamada essência da abundância, que possibilita à pessoa abrir-se para as riquezas tanto espirituais como financeiras, porque ela ajuda a liberar as crenças negativas, os padrões familiares, a auto-sabotagem e o medo da escassez, que bloqueiam a pessoa para a prosperidade e para o sucesso. Esta fórmula é constituída de Bluebell, Boab, Five Corners, Philotecca, Southern Cross e Sunshine Wattle.

Adol Essence
É a essência apropriada para os problemas relacionados com a adolescência. Melhora a aceitação de si mesmo, a comunicação,

os relacionamentos, a estabilidade emocional e o otimismo. É composta de Billy Goat Plum, Boab, Bottlebrush, Dagger Hakea, Five Corners, Flannel Flower, Kangaroo Paw, Red Helmet Orchid, Southern Cross, Sunshine Wattle e Tall Yellow Top.

Cognis Essence
É a essência que propicia clareza mental, melhora a fixação da atenção, a concentração, a capacidade para o aprendizado e a intuição. É formada de Bush Fuchsia, Isopogon, Paw Paw e Sundew.

Confid Essence
Ativa as energias positivas de auto-estima e de autoconfiança. Remove crenças subconscientes negativas, as culpas, ajuda a assumir e resolver as situações que criamos, assim como a criar solução para os problemas. É feita de Dog Rose, Five Corners, Southern Cross e Sturt Desert Rose.

Detox Essence
É utilizada para limpeza e desintoxicação do corpo. Age na liberação dos metais pesados, ajuda a remover as toxinas, estimula os canais de eliminação, como os intestinos, o sistema linfático, o fígado e os rins. É composta de Bottlebrush, Bush Iris, Dagger Hakea, Dog Rose e Wild Potato Bush.

Dynamis Essence
Tem a função de fornecer muita energia, entusiasmo, vitalidade e alegria de viver. Estimula os músculos, os órgãos e as glândulas tireóide e supra-renais. Formada por Banksia Robur, Crowea, Macrocarpa, Old Man Banksia e Wild Potato Bush.

Emergency Essence
Pode ser utilizada em qualquer sintoma físico ou emocional, desde uma emergência leve a danos físicos de grandes propor-

ções. Atua como calmante, alivia o *stress*, o medo, o pânico, a tensão e a dor. Deve ser tomada enquanto não acontece a ajuda médica especializada. Pode ser tomada a cada quinze minutos, até que a pessoa apresente uma melhora razoável. É feita de Crowea, Fringed Violet, Grey Spider Flower, Sundew e Waratah.

Femin Essence
Atua nas fases de transição da mulher, desde a menarca até o climatério, ou seja, o espaço que compreende o período antes, durante e após a menopausa. É uma fórmula composta feminina que trata da TPM (Tensão Pré-Menstrual), das dores periódicas, da irregularidade menstrual, da infertilidade, dos calores e da candidíase. É uma alternativa natural para o equilíbrio hormonal, e ajuda a mulher a sentir-se melhor quanto ao seu corpo e quanto à sexualidade. É constituída de Billy Goat Plum, Bottlebrush, Crowea, Mulla Mulla, Old Man Banksia, Peach-flowered Tea-tree e She Oak.

Heartsong Essence
Tem ação na melhora do tom e do timbre vocal. Desperta a expressão criativa e emocional, desbloqueia a ATM (Articulação Temporomandibular) e dá tranqüilidade para falar e cantar em público. É feita de Bush Fuchsia, Turkey Bush, Red Grevillea, Crowea e Flannel Flower.

Meditation Essence
Desperta a espiritualidade e ajuda nas práticas espirituais. É recomendada para meditação, dá proteção em nível psíquico e áurico. É formada de Angelsword, Bush Fuchsia, Bush Iris, Fringed Violet e Red Lily.

Radiation Essence
É utilizada para anular, reduzir e proteger dos efeitos da radiação da terra, de radiações elétricas, em terapias com radiações,

da radiação solar e em casos de queimaduras solares. É constituída de Bush Fuchsia, Crowea, Fringed Violet, Mulla Mulla, Paw Paw e Waratah.

Relationship Essence
Ajuda a melhorar os relacionamentos, em especial os mais íntimos. Libera as emoções bloqueadas, o ressentimento, a confusão, a dor emocional e os padrões familiares que nos levam às crises nos relacionamentos. Melhora a expressão dos sentimentos e a comunicação. É formada de Bluebell, Boab, Bush Gardenia, Dagger Hakea, Flannel Flower, Mint Bush e Red Suva Frangipani.

Sexuality Essence
Permite a aceitação do próprio corpo, libertando da vergonha e dos efeitos de abuso sexual. Abre à sensualidade, ao toque e ao prazer da intimidade. Feita de Billy Goat Plum, Bush Gardenia, Flannel Flower, Fringed Violet e Wisteria.

Travel Essence
É usada para os males de viagem, em especial os causados pela viagem de avião, como enjôo, náuseas, vômitos ou distúrbios criados pela mudança de fuso horário. Constituída de Banksia Robur, Bottlebrush, Bush Fuchsia, Bush Iris, Crowea, Fringed Violet, Macrocarpa, Mulla Mulla, Paw Paw, She Oak e Sundew.

Com base nas essências florais que constituem a composição de cada uma das fórmulas combinadas dos florais australianos, pode-se solicitar em farmácias homeopáticas a manipulação destas fórmulas, de acordo com a necessidade em questão. O modo de tomar é simplesmente de acordo com a necessidade ou da forma usual, a qual é recomendada por Ian White, ou seja, 7 gotas sublinguais em jejum e 7 gotas sublinguais à noite, antes de se deitar. O uso das gotas embaixo da língua aumenta e apressa a absorção, conforme já era recomendado por Hahnemann com relação aos remédios homeopáticos. Quando se tomar as gotas diluídas em água, bochechar embaixo da língua pelo menos por dez segundos antes de engolir. E tomar a medicação pelo menos durante duas a seis semanas seguidas, que é o tempo suficiente para se fazer uma boa reavaliação do estado emocional ou da situação que estava sendo trabalhada ou, se uma nova emoção mais profunda veio à tona para ser resolvida, quando se deve estudar uma nova essência para a nova situação.

Oração do Terapeuta

Senhor,

Vós,
Que com o Sopro Divino
Nos criastes à Vossa Imagem e Semelhança,

Vós,
Que nos destes o livre-arbítrio
para ser, ter, semear, colher e viver;

Vós,
Que para tantas enfermidades
Colocastes na natureza os caminhos da Cura;

Vós,
Que sois a Divina Providência,
Acendei em nosso Eu Interior a Chama Divina,
Para que saibamos ouvir e sentir nossos irmãos,
Orientar e aplicar o sagrado bálsamo de
Luz, Saúde, Paz e Amor.

— Dr. Eduardo Lambert

O Autor e suas Obras

Dr. Eduardo Lambert, nascido em Cambuí, Sul de Minas, é médico diplomado pela Faculdade de Medicina da Universidade Federal de Juiz de Fora, Minas Gerais. É médico especialista em Clínica Geral e Homeopatia pelo Conselho Federal de Medicina, em Medicina do Trabalho pela Fundacentro e em Terapias Holísticas, das quais é autor de vários livros de autoconscientização.

Na Associação Paulista de Homeopatia fez parte do corpo docente. Por sua experiência em Clínica Médica, Homeopatia, Nutrição, Relaxterapia, Terapia Floral e outras terapias holísticas é convidado para dar palestras e apresentar seus trabalhos em congressos e encontros da área médica e de saúde, além de ser convidado para dar entrevistas para programas de TV: Fantástico, Mais Você, Programa do Jô, Hebe, Superpop, Noite Afora, Beleza Hoje, Dia a Dia Revista, SBT Notícias, Web Divã (AllTV); de rádio: Jovem Pan (Programa Pânico), Mundial, Imprensa, Boa Nova, Inconfidência de BH, Metrópole de Salvador e para jornais e revistas: *Diário de São Paulo*, *Jornal da Tarde*, *O Dia* (Rio), *O Estado de Minas*, *Metrô News*, *Marie Claire*, *Claudia*, *Boa Forma*, *Mais Feliz*, *Nova Era*, *Isto É* e outras.

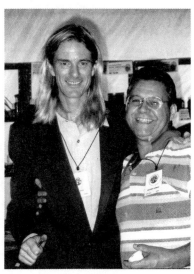

Dr. Eduardo Lambert e Ian White

**Outras obras do Autor
publicadas pela Editora Pensamento**

Matéria Médica e Terapia Floral do Dr. Bach, Os Estados Afetivos e os Remédios Florais do Dr. Bach, Pensamentos de Luz, A Terapia do Riso, A Terapia do Beijo e *A Terapia da Amizade.*

Consultório:
Rua Loefgreen 1.021 — Vila Mariana
São Paulo — Capital — CEP 04040-030
Tel.: (11) 5572 1611 — 5083 8446 — 5573 8453
Fax.: (11) 5571 0045
E-mail: edualambert@hotmail.com

Leituras Recomendadas

Matéria Médica e Terapia Floral do Dr. Bach — Dr. Eduardo Lambert,
Editora Pensamento.

Os Estados Afetivos e os Remédios Florais do Dr. Bach — Dr. Eduardo Lambert,
Editora Pensamento.

A Terapia da Respiração-Relaxterapia — Dr. Eduardo Lambert,
Editora Elevação.

Manual Ilustrado dos Remédios Florais do Dr. Bach — Philip M. Chancellor, Editora Pensamento.

Terapia Floral do Dr. Bach — Mechthild Scheffer,
Editora Pensamento.

Os Remédios Florais do Dr. Bach — Dr. Edward Bach,
Editora Pensamento.

Essências Florais Australianas — Ian White,
Editora Triom.

A Cura Através das Essências Florais do Bush Australiano — Ian White, Editora Triom.

Leia também:

Os Estados Afetivos
e os Remédios Florais
do Dr. Bach

Dr. Eduardo Lambert

Para o homem, que é um ser natural, esta é uma proposta de terapia naturalista fundamentada nas propriedades curativas das flores, com a finalidade de proporcionar equilíbrio, harmonia e saúde.

Neste livro, são apresentados de forma simples e objetiva, em ordem alfabética, os estados afetivos ou emocionais e seus respectivos Remédios Florais.

Na realidade, trata-se de um repertório, ou seja, um guia ou manual de fácil leitura e rápido entendimento, com orientações que auxiliam na escolha dos Remédios Florais, permitindo um diagnóstico mais preciso das emoções e uma prescrição mais adequada, possibilitando um maior sucesso da terapia floral.

A saúde – como todos sabemos – é primordial à vida e a arte de curar é um sublime ato de amor.

EDITORA PENSAMENTO

Pensamentos de Luz

Dr. Eduardo Lambert

Como o nome indica, *Pensamentos de Luz*, novo livro do dr. Eduardo Lambert, foi escrito, como os outros livros do autor, para iluminar os caminhos do auto-aperfeiçoamento, que nossas preocupações, compromissos e problemas insistem em manter numa incômoda sombra, quando não em completa escuridão, impedindo-nos de viver plenamente a vida.

Estes são pensamentos de cura, iluminados com as palavras de Jesus, assim como de outros grandes pensadores que, mesmo sem atingir a profundidade dos ensinamentos do Mestre, resumiram em algumas frases o que suas vidas, bem vividas, lhes ensinaram.

O que o leitor vai ler aqui não são simples frases de efeito. O autoconhecimento, a valorização de si mesmo, o aprimoramento e a evolução espiritual constituem o tom dominante que caracteriza cada uma das frases escolhidas para figurar neste pequeno volume. Quer sejam do autor, quer sejam de grandes nomes que enriqueceram com sua inteligência o saber humano, todas visam a harmonização, a sintonia com o nosso Eu Superior, procurando chegar, através dele, ao que a humanidade pode ter de melhor: uma vida feliz sob todos os aspectos.

EDITORA PENSAMENTO

Matéria Médica e Terapia Floral do Dr. Bach

Dr. Eduardo Lambert

A saúde é fundamental ao bem-viver, e a arte de curar é um eterno e sublime ato de amor.

Desde os mais remotos tempos, o ser humano tem-se utilizado das ervas e plantas medicinais. Assim, a sensibilidade do ser humano o levou a descobrir as sutis propriedades curativas das flores, que são a quintessência, a sexualidade e a sublimação das plantas.

Assim como o primeiro livro do Autor — *Os Estados Afetivos e os Remédios Florais do Dr. Bach* — é um repertório que cataloga os sintomas e os respectivos remédios, este segundo volume contém um dicionário com uma descrição completa dos florais, um questionário, a terapia e prescrição floral e também orientações básicas acerca de como se fazer uma alimentação saudável na vigência de uma terapia mais natural, como é a terapia floral.

Portanto, de forma abrangente mas objetiva e simples, são apresentados aqüi os Remédios Florais com uma descrição completa, dinâmica e profunda, com todos os estados afetivos que, em última análise, constituem os sintomas inerentes aos vários tipos de personalidade.

Na realidade, este volume é uma complementação do volume anterior e se destina a todas as pessoas que se preocupam com a própria saúde e com a saúde e bem-estar de seus semelhantes.

EDITORA PENSAMENTO